名老中医养生经

毛德西 编著

U0222251

河南科学技术出版社
·郑州·

图书在版编目（CIP）数据

名老中医养生经/毛德西编著 . —郑州：河南科学技术
出版社，2018.3（2023.3 重印）
　ISBN　978-7-5349-9024-3

　Ⅰ . ①名… Ⅱ . ①毛… Ⅲ . ①养生（中医）—基本知识
Ⅳ . ①R212

中国版本图书馆 CIP 数据核字（2017）第 237821 号

出版发行：河南科学技术出版社
　　　　　地址：郑州市郑东新区祥盛街 27 号　邮编：450016
　　　　　电话：（0371）65788613　65788625
　　　　　网址：www.hnstp.cn
策划编辑：武丹丹
责任编辑：武丹丹
责任校对：王俪燕
装帧设计：中文天地
责任印制：张艳芳
印　　刷：三河市同力彩印有限公司
经　　销：全国新华书店
开　　本：720mm×1 020mm　1/16　印张：8　　字数：92 千字
版　　次：2023 年 3 月第 7 次印刷
定　　价：96.00 元

如发现印、装质量问题，影响阅读，请与出版社联系并调换。

作者简介

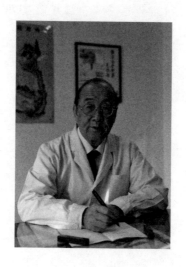

　　毛德西，78岁，河南省中医院名医堂专家，主任医师、教授、研究生导师，全国首届名中医，第三、第六批全国老中医药专家学术经验继承工作指导老师，全国首届百名中医药科普专家，获"河南省中医事业终身成就奖"。擅治心血管疾病及各科疑难杂症。撰写专著有《中国现代百名中医临床家丛书——毛德西》《毛德西方药心悟》《毛德西用药十讲》等，科普养生著作有《365天养生趣话》《名老中医话说中药养生》《2018养生台历》等。近年来致力于养生学研究，对中老年人保健有独到见解及实践。

序

大家到医院看病，喜欢找老中医把脉开方，因为一方面他们经验丰富，见识多，对疾病有较大的把握；另一方面，我们可以从他们那里"淘"到一些防病治病的偏方，并了解一些养生知识。常常可以见到年至耄耋的老中医仍在有条不紊地为病人除疾疗伤，他们面色红润，身体硬朗，思维敏捷。这些老中医究竟是怎么养生保健的呢？

本书遴选的名老中医，均是中医学的领军人物，他们学术渊博，经验丰富，胸怀百姓，提携后学，在中医学的发展过程中，起着承先启后的重要作用。这些名老中医几十年的生活经历，留下了他们的养生印记。他们的养生经验对于我们，既相近，又相远。相近，是因为他们生活在当今社会，虽然有的已经作古，但其养生经验仍然未脱离我们的生活；相远，是因为他们的养生经验毕竟不是我们自身的体验，所以还需要有一个熟悉的过程。

本书选择的名老中医计50位，其中"国医大师"20多位，大部分是全国老中医药专家学术经验继承工作指导老师，他们的年龄多至耄耋，有的虽然仙逝，但他们的养生经验却流传了下来。这些经验包括形体锻炼、药膳食疗、心理调节、文化艺术熏陶等。为了使广大读者能看得懂、用得上，书中所选养生内容多是与我们生活息息相关的。

　　本书编写中参考了大量的文献资料，在此表示感谢！由于参考资料有限，不免有遗漏之处，希望读者提出宝贵意见，以便再版时及时补充，使本书更有利于大家的养生与保健！

毛德西

2017 年 10 月

目　录

干祖望　　童心龟欲　　蚁食猿行　…………………… 001

王云铭　　医人传道　　素食养生　…………………… 004

王乐善　　保护正气　　节制饮食　…………………… 006

王绵之　　心态平衡　　快乐养生　…………………… 008

王嘉麟　　妙用药粥　　常练气功　…………………… 010

毛德西　　上善若水　　运动节食　…………………… 012

邓铁涛　　泡脚足疗　　饮茶散步　…………………… 015

朱良春　　动可延年　　乐则长寿 …………………… 017

朱南孙　　调整心态　　豁达乐观　…………………… 019

任继学　　午休养气　　随季而食 …………………… 021

刘尚义　　动静结合　　药食同源　…………………… 023

刘炳凡　　养生防病　　保健延年　…………………… 025

刘渡舟　　静中养生　　动作不衰　…………………… 027

关幼波　　静则神藏　　躁则消亡　…………………… 029

江尔逊　　淡泊明志　　愉快知足 …………………… 031

李文瑞　　以动达静　　八句信条　…………………… 034

李玉奇　　粗茶淡饭　　养生之道　…………………… 036

李寿山　　自寻乐趣　　作息有序　…………………… 038

李济仁　　调养五脏　　行万里路　…………………… 040

李振华　　调理经穴　　强身防病　…………………… 044

李辅仁　　身心健康　　预防为主　…………………… 046

名老中医
养生经

张　琪	远离早衰　补肾为先	048
张　磊	不做闲人　平淡勤快	050
张云鹏	"三淡"养生　乐观延寿	053
张学文	心理平衡　食饮有节	055
张镜人	动静结合　以静为主	057
陆广莘	恬淡虚无　呵护元气	059
邵长荣	冬病夏治　药食同源	062
邵经明	大德大智　健康长寿	064
岳美中	保精节食　适应节气	066
金世元	脾似土壤　肾是树根	069
周仲瑛	饮食有节　起居有常	072
周信有	运动气血　涵养精神	075
赵绍琴	牛吃草论　散步为上	077
施今墨	补固精气　保护脏腑	079
姜春华	保精惜神　晚境自娱	081
娄多峰	养心养身　并行不悖	084
祝谌予	起居有常　饮食有节	086
费开扬	春夏秋冬　喝粥健身	088
班秀文	保护正气　防御病邪	090
高辉远	夏日保健　清肺护胃	093
郭振球	观颐自养　寿而且康	095
唐由之	平常心态　规律生活	098
盛国荣	生活规律　喝茶保健	101
章真如	珍惜阴精　自然保健	103
韩百灵	妇科百灵　养生有道	105
裘沛然	一花四叶　贵在养神	107
路志正	遵经养生　修德增寿	110
颜正华	饮食清淡　适量运动	115
颜德馨	进补之道　平衡为宜	117

童心龟欲　蚁食猿行

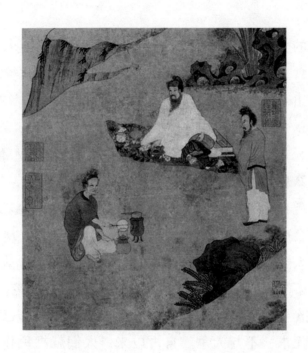

干祖望（1912—2015），男，享年 103 岁，上海金山人。南京中医药大学教授、南京中医药大学附属医院主任医师。国医大师，全国老中医药专家学术经验继承工作指导老师，全国著名的中医耳鼻喉科学术带头人。擅长治疗慢性咽炎、口腔黏膜病、耳鼻喉科急症及其他各科疑难杂症。

干老的养生之法是养心与养身并重。他喜欢运动，喜欢读书。干老认为，动与静相结合，简单而自然，依个人的体质效法，必能收到良好效果。

养生八字诀

干老的养生经验概括起来可以用八个字来说明，即童心、龟欲、蚁食、猴行。这八字养生诀是借鉴了古代医学家的养生方法总结出来的。

1.童心 就是像儿童一样的心理，无忧无虑，好动好奇，乐观活泼，思维活跃，这是养神的首要条件。老人有了童心，就没有那么烦恼。否则，欲望多了，就会伤及心脑，危及健康。有的老人把自己封闭起来，情绪陷入闭塞的小天地之中，久而久之，就会产生孤独、猜疑、偏见、厌世的心理，从而加速衰老。老年人多交朋友，多接触大自然，多谈一些开心的事，或者多玩、多笑、多聊天，自然心旷神怡，能延缓衰老。

2.龟欲 就是如同乌龟一样不贪不争，安分守己，谨护自身，无欲无求，不与人争。自古以来，人们就把龟作为长寿的象征，故有"龟寿"之称。老年人要淡泊名利，这样就不会让名利干扰身心健康。前人说的"恬淡虚无""难得糊涂"等，都是教人要净化心灵，远离名利之场。

3.蚁食 就是比喻像蚂蚁一样的食欲与食量。每次不多吃，不偏食。否则，整日大鱼大肉，顿顿膏粱满肠，很容易得"三高"症（高血压、高血糖、高血脂）。老年人一定要节食，每日饮食以 300~350 克主食为宜，少吃动物脂肪，多吃新鲜蔬菜与水果。

4.猴行 指像猕猴那样多活动。"生命在于运动""流水不腐，户枢不蠹""每天遛个早，保健又防老"，这些都是教人运动起来，如散步、打太极拳、做保健操、快步走、慢跑等。运

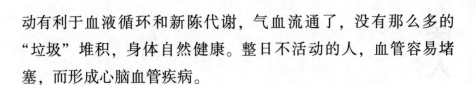

动有利于血液循环和新陈代谢，气血流通了，没有那么多的"垃圾"堆积，身体自然健康。整日不活动的人，血管容易堵塞，而形成心脑血管疾病。

医人传道 素食养生

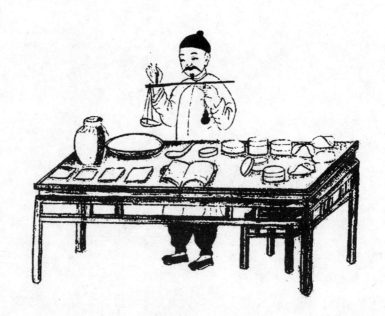

　　王云铭，男，生于1918年，山东淄博人。山东省淄博市中医院主任医师。全国老中医药专家学术经验继承工作指导老师。擅长治疗功能性子宫出血、痛经、不孕症、习惯性流产、卵巢囊肿等。

　　王老在养生方面，一是注重"医人传道""但愿无愧我心"，即多为社会做贡献；二是注重饮食调养，提倡以素食为主。他认为，只有心合于道，勤而行之，才能达到百岁长寿。

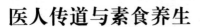

医人传道与素食养生

1.医人传道　医人传道是医生的天职。所谓"医人"，就是发挥中医中药的特点，为人民的保健、医疗、预防、康复做出自己的贡献。所谓"传道"，包括两个方面，一是言传身教，二是著书立说。这就要求自己在医疗实践中认真做好诊疗与传帮带工作，总结经验，广泛交流，促进中医药事业的发展。终日乾乾，与时俱进，这就是王老养生之道的核心。

2.无愧我心　人生在世，总有不顺心的时候。王老对于不顺心的事，一是逆来顺受，乐天知命，效法孟子所谓"遇横逆之来而不怒，遭变故之起而不惊，当非常之谤而不辨"，明辨是非，以柔克刚，然后知变、应变、适变，怀"心田种德心常泰"之念；二是常想"岂能尽如人意，但愿无愧我心"，"诚意、正心、修身"，以求达到"意诚、心正、身修"。

3.素食养生　王老主食喜吃馒头、干火烧、三合面的窝窝头。喜吃豆制品，如豆腐、豆腐干、豆腐皮等。从不吃肉，基本以素食为主，青菜为多。五味中不偏食，很少吃甜食，口味偏淡。坚持早餐吃好、午餐吃饱、晚餐吃少，一年四季都是如此。王老冬季喜吃生姜或咸姜，认为这对御寒有一定帮助。

保护正气 节制饮食

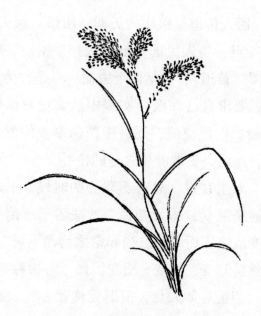

王乐善（1912—2002），男，享年90岁，辽宁义县人。辽宁中医药大学附属医院主任医师、教授。全国老中医药专家学术经验继承工作指导老师。擅长内、外、妇、儿、针灸等科，临床上多针药并举，每起沉疴。

王老为三世祖传中医，有人问他有什么强身保健的秘诀，他说："没有病就不容易衰老，自然能身轻体健，益寿延年。"特别重视保护正气、节制饮食。

保护正气与节制饮食

1.保护正气 《黄帝内经》说："正气存内，邪不可干。"正气，乃指抗病的物质力量。正气虚弱是患病之根，因此保护正气是预防六淫（外界致病的气候因素，指风、寒、暑、湿、燥、火）的关键。预防方法有三：一是生活起居要有规律，保持每天 8 小时的睡眠；二是积精少欲，节制房事；三是可以在中年以后吃些保健食品，如核桃仁、大枣等。在日常生活中还要学会"忍"，学会以柔克刚。这样才能使正气旺盛，不受"邪"的干扰。

2.节制饮食 古人云"病从口入"，有一定道理。中医非常重视脾胃的功能，认为脾胃为后天之本，气血生化之源，脾胃一旦受到损伤，气血生化不足，身体抵抗力下降，就必然会发生疾病。因此，要想长寿就要节制饮食，绝对不可暴饮暴食。王老的主食是大米粥。宋代诗人陆游写了一首诗，名《食粥》，诗云："世人个个学长年，不悟长年在目前，我得宛丘平易法，只将食粥致神仙。"粥容易消化，不伤脾胃，能滋补身体，使人精神饱满。所以历代养生学家都很重视粥的营养。

王老认为有些养生健身的文章值得参考，如《素问·上古天真论》、三国时嵇康的《养生论》，以及《孙真人枕上记》、清代龚廷贤的《延年良箴》等。

心态平衡 快乐养生

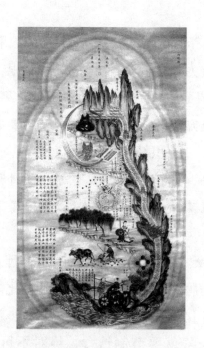

王绵之（1923—2009），男，享年86岁，江苏南通人。北京中医药大学终身教授。国医大师，全国老中医药专家学术经验继承工作指导老师，曾任中央保健委员会会诊专家，多次赴国外进行讲学与医疗活动。王老创建和发展了中医方剂学科，治愈了大量疑难病症，扩大了传统中医的治疗范围。

王老认为养生要重视心态平衡，保持快乐的心情，靠补品养生是不可取的。王老在晚年患过结肠癌，做过手术，但他都能以坦然的态度对待，从而使生命得到了延续。

心态平衡，快乐养生

王老一生给病人看病，他总是最先给病人带来精神上的轻松和快乐。而他是怎样对待生与死呢？

1.心态平衡 王老认为，延长生命，特别是把生命质量提高，这不是可以妄求的事。怕死就是妄求。今天想着怎么长寿，明天想着怎么长寿，结果反而可能与愿相违。看淡一点，长寿的概率反倒可能变大。

2.腹式呼吸 除了心态平衡外，锻炼也是十分重要的。锻炼不但对体质有益，而且能培养自己百折不挠的精神。王老练功的窍门就是腹式呼吸，他认为这样可以将身体内的废气呼出去，新鲜空气吸进来，起到吐故纳新的作用。而腹式呼吸的窍门就是慢慢呼吸。呼吸慢了，丹田的废气就可以提上来，慢慢地呼出去，新鲜空气慢慢地吸入丹田。其在呼吸过程中，情绪会比较稳定，身体也会感觉轻松。

3.快乐养生 王老到了晚年患上了结肠癌。面对自己的癌症，王老就像面对找他看病的病人一样，脸上依旧带着微笑，从来看不出一丝紧张与害怕。在第一次癌症治愈还不到半年，王老又被确定患上了肺鳞癌。但这次癌症依旧不能掩盖王老脸上的微笑。他出院后，第一件事就是为病人把脉看病。有人猜疑，王老是否吃什么灵丹妙药了？其实王老对于补药并没有什么偏嗜，通常吃的还是家常便饭。就补品而言，他一年吃冬虫夏草仅有 180 克，每天只有半克。他说平和乐观的心态是第一位，否则吃什么补品都是浪费。

妙用药粥 常练气功

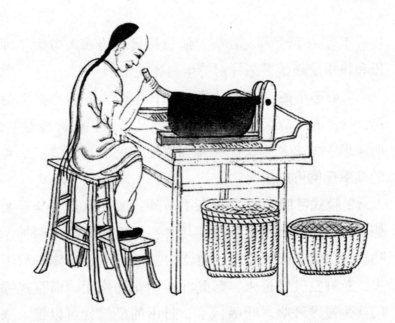

　　王嘉麟，男，生于 1925 年，北京市人。首都医科大学附属北京中医医院主任医师。全国老中医药专家学术经验继承工作指导老师。主攻肛肠科，发明"枯痔注射法"，对慢性溃疡性结肠炎的治疗有独到经验，推动了痔漏肛肠病治疗方法的进展。

　　王老常练气功。他每天早晨起来后，推开窗户，对窗练习"六字诀"气功，以调整体内气血。并适度参与家务劳动。

摄生保健

1.妙用药粥　为了适应工作与身体的需要，王老常自制药粥。此粥口感良好，且能健脾养胃。药方与制法如下：

百合、银耳用水发好，鲜山药切片，黑豆、黄豆制粉，加入黑木耳、枸杞子、柏子仁、杏仁、紫米、小米面、玉米面、制何首乌粉，共60克，再加鸡蛋1个、蜂蜜1勺、大枣6枚，共煮粥，核桃仁、花生后放。

2."六字诀"气功　"六字诀"是一种吐纳法。它是通过嘘、呵、呼、呬、吹、嘻六个字的不同发音口型，唇齿喉舌的用力不同，以牵动不同的脏腑经络气血的运行。"嘘"字功平肝气，"呵"字功补心气，"呼"字功培脾气，"呬"字功补肺气，"吹"字功补肾气，"嘻"字功理三焦。

上善若水 运动节食

上古之人其知道者
法于阴阳和于术数
食饮有节起居有常
不妄作劳故能形与
神居而尽终其天年
度百岁乃去

素问 上古天真论 毛德西 书

毛德西，男，生于1940年，河南巩义人。河南省中医院（河南中医药大学第二附属医院）内科主任医师、教授、研究生导师。首届全国名中医，全国老中医药专家学术经验继承工作指导老师。全国首届百名中医药科普专家，全国中医药科学普及金话筒奖获得者，河南省中医药事业终身贡献奖获得者。擅治心血管疾病及各科疑难杂症。

我年近八旬，但每日出诊看病，精神矍铄，毫无疲倦之意，病人常常问及养生妙招，我概括为：

上善若水，淡泊名利，节食增寿，适度运动。

上善若水，节食运动

1.上善若水 老子《道德经》中有"上善若水""厚德载物"句，这是我做人做事的座右铭。具体来说，可以归纳为八个字，即宽容、勿争、和气、助人。

宽容——宽容是长寿的重要因素，马寅初老人很欣赏《菜根谭》中的这句话，"宠辱不惊，闲看庭前花开花落；去留无意，漫随天外云卷云舒"。只因马老对人生的大起大落宠辱不惊，才能享年 100 岁高龄。

勿争——老子说："夫唯不争，故天下莫能与之争。"意思是说，属于你的不必去争，不属于你的争也争不来，争来了将会失去更多。

和气——即大度一些，坦然一些，与人和睦相处，自然多一份快乐。

助人——乐于助人是大爱之源，在助人的同时，自己也得到了宁静和愉快。

2.节食增寿 孔子云"食无求饱"，墨子则曰"量腹而食"，《黄帝内经》言"食饮有节"。我的观点是：什么都吃，但什么都应少吃。节食，晚餐是关键。我每天晚上基本以水果或粥为主，粥有面粥、米粥，常加入山药、红豆、大枣、胡萝卜等，以健脾、健脑、益肺、补肾。"要想长生，肠中常清。"老年人要保持肠管、气管、血管通畅，肠管通则消化好，气管通则呼吸好，血管通则循环好。我每天还要用枸杞子、山茱萸泡水，当茶饮，这道茶可以提神、健脑、补肾、壮腰。

3.适度运动 我的锻炼方法多种多样。我喜欢骑自行车，打太极拳，踢毽子，有时还抖抖空竹。有时锻炼竞走，或叫暴走，就是脚跟先着地，快步走。钟南山院士提出每天要走 7 000 米，对于老年人而言许多人都做不到。我每天暴走 2 500～3 000 米，走到 1 500 米时浑身微微汗出，感到气血通畅，呼吸均匀。我认为这种快走锻炼比那种慢悠悠地走效果要好，它能使心肌收缩力增强，肺活量增加，血液中过多的脂质、杂质得到清除。

泡脚足疗 饮茶散步

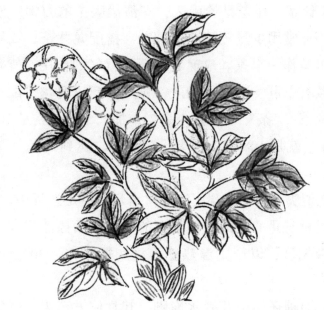

　　邓铁涛，男，生于 1916 年，广东开平人。广州中医药大学教授。国医大师，全国老中医药专家学术经验继承工作指导老师，中华中医药学会终身理事。致力于中医教育事业，培养了一大批中医人才。临床擅治消化、心血管系统疾病。

　　"上工治未病"是邓老防治疾病的指导思想。"上工治未病"包括"未病先防""已病防变"，重点在于防病保健，即通过对人体综合、全面地调理，来提高机体的生理功能，从而预防疾病的发生。

饮茶、泡脚、散步

1.饮茶 邓老是岭南人，有清晨喝茶的习惯。他患有高血压，因此常用少量玫瑰花或菊花，搭配龙井茶，或用能助消化的普洱茶作为早茶。玫瑰花有活血行气的作用，气香味甘；而龙井茶有平肝、凉肝的功效，龙井茶与玫瑰花搭配，就是非常好的凉茶。"茶"字拆开来是二十加八十八，就是108，所以说"茶寿"就是108岁。邓老已过百岁，达到"茶寿"是完全可能的。

2.泡脚 邓老喜欢用温热水浴足，浴足过程中用两手按摩、揉搓足背与足心，最好用手上的劳宫穴摩擦涌泉穴，加速足部的血液循环，以产生温热感为度。每次10~30分钟，能帮助入睡。

有时他还用中药煮水泡脚。其具体方药为：怀牛膝30克，川芎30克，天麻15克，钩藤30克，夏枯草10克，吴茱萸10克，肉桂10克，煮沸后待温热适度浴足。

邓老患有高血压，每当血压升高时，他就会用针刺双脚太冲穴来代替降压药。使劲地按压，或用针刺这个穴位，均会有效果。

3.散步 邓老喜欢散步。足部是离心脏最远的地方，散步对心脏不是负担，而是反馈到心脏，有很大好处。散步时步速不要太快，应该"闲庭信步"，这样对治疗高血压也有好处。邓老提倡，60岁以上的人每天散步2次，每次30~40分钟。散步时，心要静，头部要放松，要排除杂念，心无旁骛。这样坚持下来，就可以降低血压。

动可延年 乐则长寿

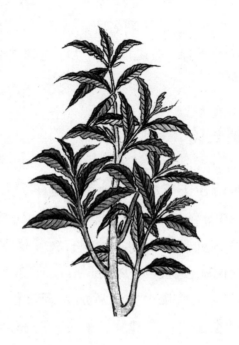

朱良春（1917—2015），男，享年98岁，江苏镇江人。主任医师、教授、博士生导师。南通市中医院首任院长，创办南通市良春中医药临床研究所。国医大师，全国老中医药专家学术经验继承工作指导老师，中华中医药学会终身理事。朱老是著名中医内科专家，治学严谨，医术精湛，对内科疑难杂病具有丰富的诊治经验，善于用虫类药治疗顽症痼疾，在海内外享有极高声誉。朱老对关节性疾病，善于用虫类药取效。特别是他所研制的益肾蠲痹丸，效果更为明显，他认为"益肾壮督"是关节性疾病的治本之道。

朱老年近百岁时仍然在为病人服务，为培养后学尽力。当问及他的养生经验时，他常以"动可延年，乐则长寿"八字赠之。他认为，一个人的健康要靠规律的生活和乐观的情绪来获得。他强调，《黄帝内经》中"恬淡虚无，真气从之，精神内守，病安从来"，应当是养生的至理名言。认定了适合自己的养生方法之后，关键在于坚持，持之以恒，就能达到预期目的。

动可延年，乐则长寿

1.运动延年　生命在于运动，运动可以延年。朱老坚持每天早晨或晚上做 5~10 分钟自由体操，即左右摆动四肢，用手指梳头发，然后用两手擦面部，摸耳翼，左右缓慢摆动头颈，这样就能使头目清爽，两腿轻健，减少面部皱纹，并预防颈椎病。

2.药食结合　将黄芪煎沸，去渣后加入薏苡仁、枸杞子、百合、绿豆同煮，早晚食之，有健脾、解毒、防病之功。朱老还长期服用六味地黄丸，自感对延缓衰老有一定作用。

3.乐而忘忧　《孙真人卫生歌》唱道："世人欲知卫生道，喜乐有常嗔怒少，心正意诚思虑除，顺理修身去烦恼。"人在世上，烦恼事十有八九，但不要因此耿耿于怀。对名利之事，一笑了之，泰然自若，才能真正做到"恬淡虚无，真气从之"。

调整心态 豁达乐观

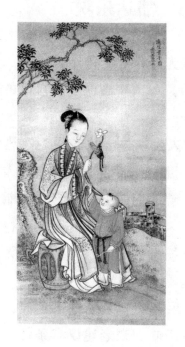

朱南孙，女，生于 1921 年，江苏南通人。上海中医药大学附属岳阳医院教授、主任医师。"朱氏妇科"第三代传人，世称"三代一传人"。国医大师，全国老中医药专家学术经验继承工作指导老师。擅长治疗女性崩漏、痛经、不孕、癥瘕、带下病、产后病、更年期综合征等。

朱老对于养生的态度是豁达乐观，笑对人生。她对生活充满乐观的态度，注重饮食养生，工作弛张有度。她认为，在调整好心态的前提下，爱护自己的生命，才能达到健康长寿。

调整心态，豁达乐观

朱老认为，养生没有什么秘诀，关键是调整好心态，豁达乐观地生活，一点一滴地爱护自己的身体，持之以恒，才能达到健康长寿。

1.笑对人生 朱老比较乐观，热爱运动。她认为运动不但有利于身心健康，还能带来融洽的人际关系，多与不同年龄人群接触，了解他们的思想观念，才能不与社会脱离，也是青春常葆的捷径。她认为，人生世事难料，经常有一些不可预测的事发生，不如意事十之八九。但是无论世事如何变化，我们不要忘记的是要笑对人生。

2.注意用膳 朱老偏重于食养，吃东西比较清淡，油煎炸的食物基本不吃。朱老建议有条件的老年朋友，还是自己做点药膳，如气血虚的多吃点当归羊肉汤，脾胃虚的可以吃点山药。只要对症，并持之以恒，就能把脾胃调理好。

3.张弛有度 朱老是闲不住的人，白天出诊尽管很忙、很累，但晚上在家就用热水泡脚，泡上 15～30 分钟，可以让血压降下来。她还喜欢旅游，以增强体质。朱老呼吁老年朋友，有条件的可以出去走一走，感悟大自然的美好，这对身心是良性的刺激，对预防老年痴呆也有一定的帮助。

午休养气　随季而食

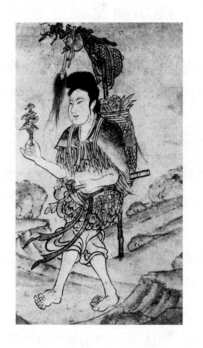

任继学（1926—2010），男，享年84岁，吉林扶余人。长春中医药大学附属医院主任医师、教授。国医大师，全国老中医药专家学术经验继承工作指导老师，中华中医药学会终身理事。他是中医急诊学的开拓者之一，创建了中医急症医学体系。擅长中医急症和脑病、心病、肾病的治疗。

任老养生注重动静结合，调养心身。他随时而动，乐于登山；随季而食，喜食酸菜；注重午休，不妄作劳。一生读书是他最大的乐趣。

午休养气，随季而食

任老是吉林人，长年生活、工作在东北，对那里的气候特点非常了解，也练就了一套适应性很强的养生方法。

1.养生分季节 春三月，自然界藏在地下的东西都开始升发，青草发芽了，树木发芽了，人体阳气也开始升发了。养生也要顺应这种升发的自然之气，外出散步，广步于庭，排除杂念，顺应春气。春季的养生做好了，一年的养生有了好的开头，其他季节就会有好的养生基础，元气就不易耗散。任老喜欢登山，他曾在8年时间里，10次登上长白山。春夏秋冬，几番寒暑，从运动中达到了与四季的协调。

2.午休不可少 任老每天于午饭后要睡一个午觉，这个习惯40年不改。他认为，中午是阴阳交换期，子午线交换，任脉与督脉交换。从经络上讲，阴维阳维、阴跷阳跷都需要调养一下。午休时间一般半个小时到一个小时即可，过长了对晚睡不利。

3.随季而择食 任老到了晚年，非常注重随季而食。他从不随市场供应而走，而是随大自然四季的变化而择食。夏季喜欢吃豆角、黄瓜、西红柿、茄子等，冬季则喜欢吃白萝卜、白菜、土豆、南瓜、胡萝卜等，而不喜欢吃反季节的蔬菜。到了冬季，他特别喜欢吃自己做的酸白菜。他认为，酸能疏肝，而且酵母菌对消化系统也有帮助。

刘尚义

动静结合 药食同源

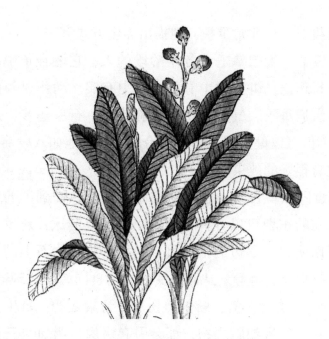

刘尚义，男，生于 1942 年，贵州大方人。贵阳中医学院教授、主任医师。国医大师，全国老中医药专家学术经验继承指导老师。擅治肝病、肾病、消化系统疾病、心血管疾病、呼吸性疾病、外疡疾患及各科疑难疾病。

刘教授多才多艺，对儒学、道学，以及书法、国画、围棋等，均有涉猎。故其对中医养生学颇有见解，并躬行之，宣传之，传承之。

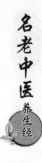

动能增寿，静能延年

刘教授对养生非常重视，他提出养生方式有三。

1.太极拳 太极拳适合各年龄段的人，它融合了中国文化的阴阳五行理论，讲究柔中有刚，虚中有实。动作要领是"头顶虚领，沉肩垂手，气沉丹田，含胸拔背，行掌迈步，左右逢源"。它不但可以健身，还可以陶冶情操。其他如八段锦、五禽戏等，也有很好的效果。

2.药食同源 古人通过生活实践，逐渐认知到苦的东西可以清热，甜的东西可以养神，淡的东西可以利尿；还发现植物的花叶可以明目，水边的植物可以消肿，长在岩石上的东西可以治疗跌打损伤，等等。从而演变为"药食同源"之理论。《黄帝内经》中"饮食自倍，肠胃乃伤""膏粱之变，足生大疔"，就是说饱食、嗜进油腻之物，都会引起疾病。例如"三高"症（高血压、高血糖、高血脂）、痛风、肥胖，以及心脑血管疾病，都与饮食因素有关。因此建议老年人要节食，食物要清淡。"节食增寿"，对于肥胖人应当是至理名言。

3.琴棋书画 刘教授是位书画家，他的书法风格独特，自成一体。"静对经典寻乐趣，闲看花鸟会天机"，老年人从书画中可以寻到乐趣，对颐养天年很有帮助。"竹雨谈诗，松风煮茗，问花笑谁，听鸟说甚"，这种自然式的养生是多么惬意！

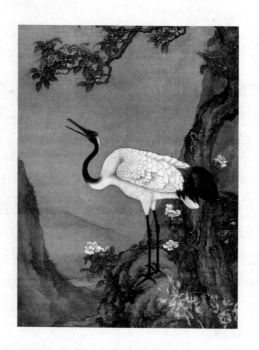

养生防病 保健延年

刘炳凡

　　刘炳凡（1910—2000），男，享年90岁，湖南汨罗人。湖南省中医药研究院研究员。全国老中医药专家学术经验继承工作指导老师，中华全国中医学会（现中华中医药学会）理事。重视脾胃病的治疗，对于老年病的防治亦有独到之处，治疗侧重养阴以配阳。

　　刘老认为，养生要注意阴阳平衡，一味地扶阳，或一味地滋阴，都是不正确的。只有使阴阳相对平衡了，人的身体才能保持健康状态。

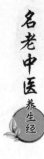

养生防病，保健延年

刘老认为，养生旨在调节机体的阴阳平衡。但怎样调节阴阳平衡呢？

1.精神愉快 快乐是长寿的妙品。只有心情舒畅，才能血脉流通，新陈代谢旺盛。俗语说："笑一笑，十年少；愁一愁，白了头。"这句话是否给"寿"与"夭"画了一条界线？答案是肯定的。"愁"与"病"有不解之缘。精神愉快可以自我营造。语云："为善最乐，读书便佳。"刘老藏书约有万卷。遇到疑难问题，从书中可以找到答案，既丰富了自己的文化知识，心情也更见舒畅。

2.适度劳动 老人退休后，要在保护脑与肾的基础上，适度地动用脑筋，如看书、下棋、打球、绘画、写字、吟诗、阅读、莳花等，既做脑力劳动，也是休息锻炼，这些都有利于老年人的身心健康。

3.生活规律 刘老起居有常，清晨5点半起床，6点外出散步。回来后洗脸漱口，接着打简化太极拳，结合呵搓驻颜，按摩护目，以深匀细长的呼吸运动，采用高濂的祛病延年六字法，即嘘、呵、呼、呬、吹、嘻六字，按顺序各做6遍。在做此动作之前，先叩齿咽津36次，这样刚柔相济，达到内外协调。

4.合理饮食 进入老年以后，要适度节制饮食。孙思邈说："清晨一碗粥，晚餐莫教足。"晚餐要少吃，避免"胃不和则卧不安"之困扰。刘老一生不嗜烟酒，但有喝绿茶的习惯。

5.旅行"三宝" 外出讲学、旅行，刘老"三宝"不离身，即胡椒、干姜、清凉油。偶然饮食冷物，则以干姜片中和之；偶然多食油腻之物，则以胡椒温化之；开会时头晕而闷，则以清凉油开散之。

静中养生 动作不衰

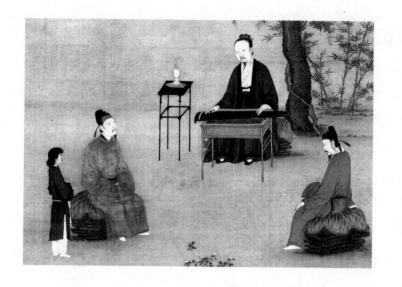

　　刘渡舟（1917—2001），男，享年84岁，辽宁营口人。北京中医药大学终身教授。全国老中医药专家学术经验继承工作指导老师，中国中医药学会（现中华中医药学会）仲景学说专业委员会主任委员。1993年入选英国剑桥国际名人传记中心《国际名人传记词典》。他提出，学习中医，"经典要精读，好书要熟读，杂书要泛读"，对后学者影响很大。他对《伤寒论》的研究可谓精、深、熟，是我国当代研究仲景学说的著名专家。

刘老非常注意养生，1982 年的夏季，在上海南京饭店开会，笔者看到刘老穿着比常人厚实的衣服，感到很奇怪：这么热的天，刘老不感到炎热吗？他的弟子说：这是刘老在练气功，他冬天穿得薄不冷，夏天穿得厚不热。

静坐可长寿

刘老恪守"恬淡虚无，真气从之"之旨，求静中养生。每日静坐 1 小时，从未间断。静坐又称打坐，事先要做好"三调"，即调身、调息、调心。

1.调身　打坐的姿势要端正，身体不俯不仰，腰背耸直，两腿盘叠，全身放松，衣带放宽。

2.调息　打坐时，要闭口藏舌，舌尖抵于上腭。一呼一吸为一息，息粗高有声为"风"，不能入静。由粗调细，呼吸似有似无为上。

3.调心　就是要把杂念排除在外，给心松绑。心得自在，真气自能从之而不失，这样就可达到《黄帝内经》所说的"嗜欲不能劳其目，淫邪不能惑其心……度百岁而动作不衰"的境界。

静则神藏 躁则消亡

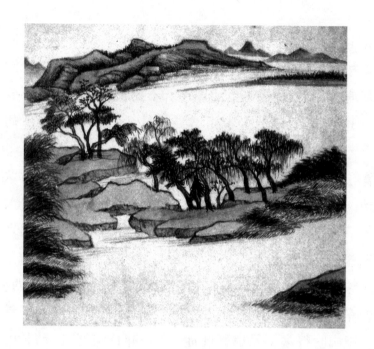

关幼波（1913—2005），男，享年92岁，北京市人。北京中医医院教授、主任医师。全国老中医药专家学术经验继承工作指导老师。兼任中华中医药学会常务理事、北京中医学会理事长、卫生部中医学术委员会委员。关老对肝胆病、脾胃病及其他内科杂病均有独特经验，造诣很深。

关老对养生有独到认识，认同《黄帝内经》"静则神藏，躁则消亡"的观点，提倡饮食有节，劳逸结合，并要注意心理调养，这样才能保持身体健康。

静则神藏，躁则消亡

对于养生，关老提出 4 条注意事项。

1.精神内守 养生首先要养神，有一点要牢记，即"静则神藏，躁则消亡"。养神在于生活规律，不要长期熬夜，更不要常发脾气，这样正气充足，才能增强机体免疫力，预防疾病发生。

2.心情舒畅 要培养开朗的个性，保持广泛的兴趣和活跃的思维活动，把精神上的"终点站"不断推向远方。他用"大肚能容容天下难容之事，开口便笑笑世间可笑之人"的名联来劝人要有涵养，要有肚量。

3.饮食有节 营养适当即可，不偏食暴食。再好吃的东西，再喜欢吃的东西，也不要进食过度。比方说，甜食吃得多了易患糖尿病，肥肉吃得多了易患肥胖症。"一胖百病缠"，动脉硬化、高血压等疾病都容易找上门来。

4.劳逸结合 知识分子常患失眠症，要想睡眠好，运动不可少。运动能有效地提高中枢神经的兴奋与抑制的调节过程，同时也能加强心神的指挥功能。说运动是一种"神经体操"，是有其科学依据的。

淡泊明志 愉快知足

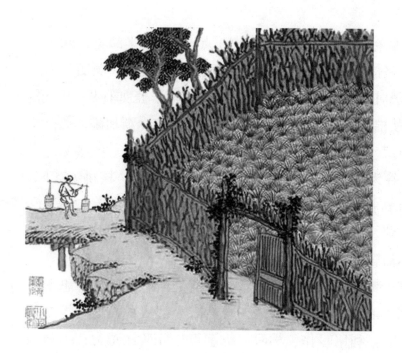

　　江尔逊（1917—1999），男，享年82岁，四川夹江人。四川省乐山市中医院主任医师。全国老中医药专家学术经验继承工作指导老师。针灸与药治兼擅，尤以擅用经方救治疑难重症著称。

　　江老青少年时患过多种疾病，至老年又相继患冠心病、尿路结石等，但他始终对生活充满乐观和信心。他认为养生要加强道德修养，树立正确的人生观，有乐观的精神，以淡泊明志为目的，以愉快知足为前提。

愉快知足，经验有六

1.起居有序　江老每晚坚持10点或10点半睡觉，除去午睡，每天坚持7个半小时的睡眠。对于衣着，必"顺四时而适寒暑"，随时注意天气变化，相应增减衣着。正如孙思邈所说："春寒莫使棉衣薄，夏热汗出需换着，秋冬衣冷渐加添，莫待疾生才服药。"

2.五谷为养　江老习惯食用黄豆及其制品、核桃、芝麻、糯米、胡萝卜、白萝卜、菠菜、冬瓜、牛肉、鸡肉等，还爱吃姜、葱、蒜。每日食量七八两，没有饮茶嗜好，但常喝白开水，烟酒从不沾唇。

3.调节情志　抑制七情异常，特别是愤怒，就是防患于未然。做到淡泊明志，知足常乐，自然减少邪火的发生。控制愤怒的办法有：利用写作、学习、练字等，分散注意力；书写一些古代养生格言，张贴于室内，时时诵读之。

4.健脑养神　江老的健脑养神方法，一是勤于读书学习，训练脑力，借以延缓衰老；二是勤于思维训练，丰富智谋；三是不持续高强度与紧张快速的脑力劳动；四是在工作中适度锻炼和休息；五是保证有充足的睡眠；六是服用小剂量自制丸药，以减轻供血不足之症。

5.坚持锻炼　江老常年坚持练七星功（类似太极拳，是一种动静结合功），经练七星功，从未患过感冒，多年未愈的渗出性胸膜炎竟也不药而愈了。

6.它山之石　江老家族无长寿遗传因素，唯其师陈鼎三先生（终年86岁）的养生经验对他颇多启发。陈先生一生只潜心于治病救人，尘视名利，胸怀宽广，不为子女操心，好读书，终身手不释卷，直至 80 多岁双目失明才放下书本。饮食清淡，不喝茶，只饮白开水，不饮酒，喜练静功。他的生活习惯对江老有一定影响。

李文瑞

以动达静 八句信条

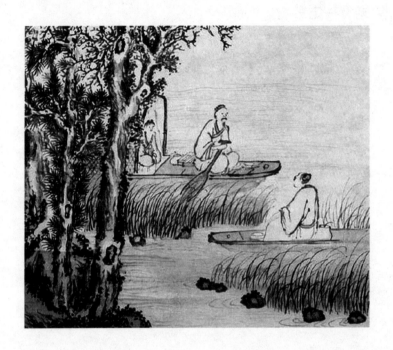

李文瑞，男，生于1927年，黑龙江呼兰人。北京医院主任医师、教授。首届全国名中医，全国老中医药专家学术经验继承工作指导老师。对糖尿病、男性病、肾病、心脑血管病等，研究尤深。

李老进入老年，仍不服老，坚信生命在于运动，强调在运动中养生。他一直坚守的养生信条为八句话，即"起得早，睡得好，七分饱，常跑跑，多笑笑，莫烦恼，天天忙，永不老"。

以动达静，八句信条

1.起得早　老年人应当早起，不要贪睡。早晨空气新鲜，是锻炼身体的好时光。早起又可以杜绝懒惰的习性。

2.睡得好　老年人睡眠时间较少，但要想方设法保证睡眠质量。睡眠时间不论长短，只要睡得好，就可以达到恢复精力的作用。

3.七分饱　老年人进食过饱，容易出现消化障碍，诱发其他疾病。李老提倡进食七分饱，这对维持各脏器功能正常运转，达到防病健身，是非常重要的。

4.常跑跑　生命在于运动，老年人尤要重视。对于大多数老年人而言，散步与慢跑是最理想的运动。也可以根据自身的情况，合理安排一些力所能及的运动，以利于气血充沛和经络流畅。

5.多笑笑　老年人应以乐观的态度对待余生。俗语说，"笑口常开，病从何来""笑一笑，十年少"。所以，多笑笑，有助于老年人的身心健康。

6.莫烦恼　烦恼是多种疾病的致病因素与诱发原因，老年人烦恼尤易致病。因此，少烦恼是老年人养生必不可少的心理因素。

7.天天忙　老年人最怕寂寞与无事可做。所以，忙碌也是老年人养生的一种方式，不过当然要注意适度。忙碌中使老年人感到自己年龄虽老，但还可以做事，心情会非常愉快。

8.永不老　这是一句总结语。老年人若能做到以上几项，则可精力充沛，不易显老，延年益寿。

李玉奇

粗茶淡饭 养生之道

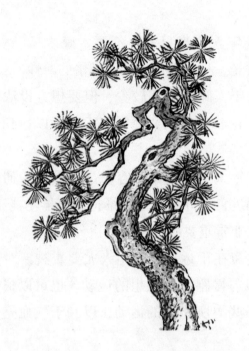

李玉奇（1917—2011），男，享年94岁，辽宁铁岭人。辽宁中医药大学附属医院主任医师。国医大师，全国老中医药专家学术经验继承工作指导老师，中华中医药学会终身理事。擅长治疗消化系统疾病。

李老懂得养生，善于养生，他将自己的养生经验编成了三字经，内容贴切生活，读来朗朗上口。

梳头与吃饭

1.**梳子梳头** 李老喜欢梳头，就连出门做报告、开个会什么的，他也会从衣服兜里拿出梳子梳梳头。在李老眼里，梳子是养生的"武器"，他梳头不仅是为了美观，更重要的是调理气血，疏通经络，还可以防止脱发。这正如农民种地松土，松土是为了使氧气进入土中，让根部更快更好地吸收，用梳子梳头也是这个道理。

2.**粗茶淡饭吃不厌** 在饮食上，李老遵循四个字，即粗茶淡饭。李老认为，每天吃得绝对不能过于精细，过于精细，就容易得糖尿病。中医讲"膏粱肥厚"，就是饮食过于肥，过于腻，过于甜，过于咸，就容易形成糖尿病、高脂血症、高血压病等。另外，每顿吃到七八分饱就可以了，李老说，自己的养生之道就是"饥饿疗法"。

自寻乐趣 作息有序

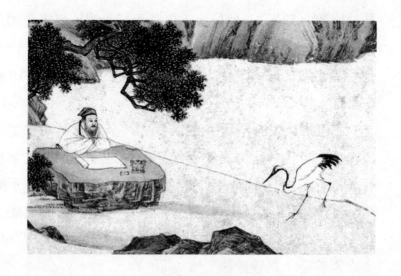

　　李寿山（1922—2013），男，享年91岁，山东平度人。大连市中医医院主任医师、教授。全国老中医药专家学术经验继承工作指导老师。擅于用经方诊疗热病、危症，尤长于治疗脾胃、心肾疾患及妇科疾病。

　　李老将自己的养生经验概括为4句话、32个字，即：自寻乐趣，不生闲气；食勿偏嗜，禁烟少酒；作息有序，适应自然；动静结合，寿尽天年。

32 字养生经

1.自寻乐趣，不生闲气　李老遇到不愉快的事时，常会到室外走走，慢慢消解。在"文革"期间，李老被下放到农村山区，与赤脚医生和农民在一起，一边看病，给赤脚医生讲课；一边参加田间劳动，上山采药，委屈得以消解，心情也很舒畅。

2.食勿偏嗜，禁烟少酒　李老对饮食不偏嗜，不择食，也不过量。他喜吃杂粮、粗粮，如玉米，也喜吃豆腐、花生，百吃不厌。晚餐喜吃大蒜，以助食欲。偶尔饮少量黄酒、啤酒。

3.作息有序，适应自然　李老一般晚上 10 点上床休息，上床后先搓脚心 100~200 次，然后才休息。早上 4 点起床，坐起后摩腰眼 100~200 次，然后搓手抚面，干梳头，鸣天鼓。6 点左右到室外呼吸新鲜空气，同时练健身功 30 分钟。午后休息 30 分钟。晚饭后尽量不用脑，多看电视、听广播，很少有失眠。

4.动静结合，寿尽天年　李老退休后，因工作需要，仍坚持为病人看病。上午查病房、会诊、写作、搞科研，下午自己安排，动静结合，因而精神、体力一直不错。

调养五脏 行万里路

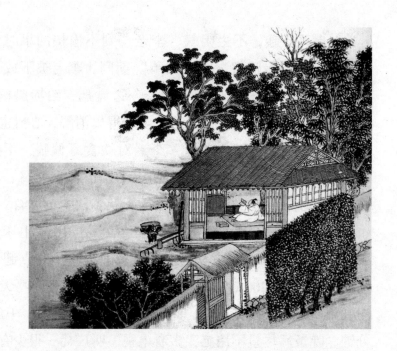

李济仁，男，生于 1931 年，安徽歙县人。皖南医学院弋矶山医院教授、主任医师。国医大师，全国老中医药专家学术经验继承工作指导老师，中华中医药学会终身理事。新安医学流派主要传承人，新安名医"张一帖"第 14 代传人。对风湿病研究有独到经验。

李老曾患过"三高"症（高血压、高血糖、高血脂），但由于他养生得法，至今精力充沛，体魄健壮，仍在为病人热情地服务。

调养五脏，行万里路

1.调养五脏 李老已经年逾八十高龄，还患有"三高"症，但他思维敏捷，步履轻盈。问其长寿秘诀，他说，调养五脏与行万里路是最重要的。

养心——李老认为，五脏之中养心最为重要，养心主要是养神。因心主神明，故平时遇事应尽量保持心平气和，不过喜也不过忧，与人交往不计较得失，该舍去便舍去，以保持心神的虚静状态。李老每天晚上临睡前经常按摩手上的劳宫穴和脚上的涌泉穴，可以起到使心肾相交的作用，改善睡眠。在食物补养方面，经常用西洋参泡水喝，常吃桂圆、莲子、百合、黑木耳等，以益心气、养心阴。李老还很重视午时的休息，因心活动最活跃的时候是在午时，而且这时也是阴阳相交合的时候，所以午时休息能保心气。

调肝——中医学认为，肝主疏泄，为将军之官。养肝主要从情志、睡眠、饮食、劳作四个方面入手。养肝的第一要务就是要保持情绪稳定，平时尽量做到心平气和，如欣赏字画、养花种草、四处旅游等，可以陶冶情操。人卧则血归于肝，定时上床休息，既能保持良好的睡眠质量，又能养肝。还要做到饮食清淡，尽量少吃或不吃辛辣、刺激性食物，以防损伤肝气。过度疲劳会损害肝，故平常应尽量做到既不疲劳工作，也不疲劳运动。

养肺——中医学认为，肺主气，司呼吸。应以积极乐观的态度对待周围事物，避免因情绪因素而伤肺。李老早晨起床后经常做深呼吸，即一呼一吸尽量达到 6 秒。这种方法可以养肺。

还有一种闭气法，有助于增强肺功能。即先闭气，闭住以后停止，尽量停止到不能忍受的时候，再呼出来，如此反复18次。平时还应多吃一些有助于养肺的食物，如玉米、黄瓜、西红柿、梨及豆制品等。

健脾——中医学认为，脾胃共为气血生化的来源、后天之本，健脾往往与养胃结合起来。在饮食方面，应每次吃七八分饱。另外，要做一些运动和按摩，以帮助"脾气"活动，增强其运化功能。李老每天起床后和睡前都要做36次摩腹功，即仰卧于床，以脐为中心，先顺时针用手掌按摩36下，再逆时针按摩36下。然后用手拍打和按摩脐上的膻中穴120下，脐下的关元穴100下。李老还常吃一些利脾胃、助消化的食物，如山楂、山药。夏天常吃香菜、海带、冬瓜等养脾开胃之品，以顾护脾胃。

补肾——中医学认为，肾藏精，主纳气，主骨生髓，为先天之本。李老经常用一只手在前按摩气海、关元穴，同时一只手在后按摩命门、腰阳关穴。因这几个穴位有助于养肾。常吃核桃、枸杞子、黑豆、芝麻以保肾。经常叩齿，常吞"琼浆玉液"，排小便时尽量前脚趾用力着地并咬住牙齿，以助保肾气。还注意六腑养生。李老认为，平常应多吃一些粗纤维的食物以刺激肠蠕动，养成定时排便的习惯。只有六腑功能正常，与五脏互相作用，机体才能处于"阴平阳秘"的健康状态。

2.行万里路 前贤说，读万卷书，行万里路，李老是真正的实践者。

李老喜欢旅游，他不但踏遍了家乡黄山的青山绿水，足迹遍布大江南北、长城内外，还远赴东南亚和欧美澳非等旅游。他在旅游时注意到，秋天到北方城市，阴雨绵绵，而南方却是秋高气爽；梅雨季节，南方多雨，而北方却是艳阳高照。南北气候的差异，使他想到中医养生也不能一概而论，而要根据气候、地理、环境的不同，采用不同的养生方法。

别的老人出游一次，回家多半会喊累，甚至有人会累得躺下十天半月。而李老出游回来，总感到精神倍增，容光焕发。他自己做过测试，外出旅游前和出行归来后的"三高"指标，不是上升而是下降。有人请教个中奥秘，他笑答，一旦外出旅游，就应把满脑子的事悉数放下，一心一意享受山光水色，日常工作的紧张心情也得以放松，血压自然会下降，血脂、血糖也在无形中得以降低。

李老强调，运动养生没什么高深的东西，关键在于坚持。从头到脚的一套动作要天天做，不能三天打鱼、两天晒网，要根据自己的身体状况选择适当的运动方式，并逐步成为自己的一种生活方式和习惯，如此才能达到健康长寿的目的。

调理经穴 强身防病

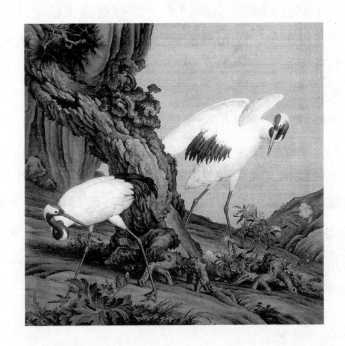

李振华（1924—2017），男，享年93岁，河南洛宁人。河南中医学院（现河南中医药大学）原院长，教授、主任医师。国医大师，全国老中医药专家学术经验继承工作指导老师，中华中医药学会终身理事。对中医脾胃病学研究尤深。

李老的养生之道是，重视经穴的调理，坚持揉搓穴位，强身防病。

揉搓经穴

李老非常重视经穴的调理，自己常通过揉搓经穴来养生、治病。经穴外在皮肉通经络，内连脏腑注气血。《灵枢·经脉》说："经脉者，所以能决死生，处百病，调虚实，不可不通。"说明经脉对人的生老病死是非常重要的。如果经脉不通，就会引起许多疾病。因此，通达经脉是保健的第一要务。李老每日起床后、睡前，会揉搓百会穴，搓头皮、面部，以促进头面部的血液循环；压揉涌泉、膻中穴，以补肾、强心、健脑；揉搓听宫、耳门、颅息等穴，以助听力；揉搓瞳子髎、睛明穴，以增强视力；揉搓迎香、风池穴，以防感冒；指压足三里、内关、中脘、气海等穴，以增强胃肠消化吸收功能；叩牙齿，以强齿和增强口腔消化液。根据不同穴位，揉搓指压以 50~100 次为宜， 四肢与腹部穴位以揉压 150 次为宜。 通过多年的坚持，确有行气血、调营卫、益心脑、防外邪、强耳目的效果。此法简单易行，不拘时间与地点，唯坚持才能有效果。

身心健康 预防为主

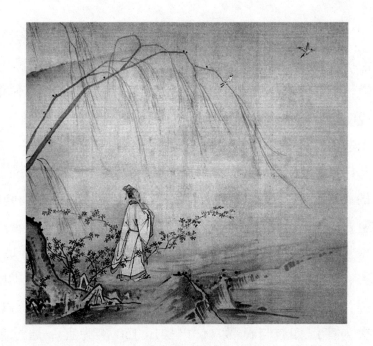

李辅仁，男，生于1919年，北京市人。北京医院中医主任医师。国医大师，全国老中医药专家学术经验继承工作指导老师。中央保健委员会成员，中华中医药学会终身理事。精通中医内科、妇科、儿科，尤其擅长治疗老年病。

李老强调，身心健康，以预防为主，他的养生经验，贴切实际，简明扼要，值得中老年朋友借鉴。

身心健康，预防为主

李老认为，老年人要想身体健康，做到预防为主是最重要的。

1.按时参加体检　老年人每年至少进行一次体检。

2.加强运动　他主张"躺着不如坐着，坐着不如站着，站着不如走着"，能运动到什么程度就运动到什么程度。

3.戒烟限酒　吸烟是百害而无一利。多年来李老滴酒不沾，参加宴会，无论是多么好的酒，他都不喝。

4.膳食平衡　饮食方面，什么都吃些，什么都别多吃。

5.睡眠　每天要保持夜间睡眠 7 个小时，白天午睡 1 个小时。

6.便秘　老年人大便秘结，可考虑用药物来辅佐通便，常选用的药物有麻仁软胶囊、六味安消胶囊、苁蓉润肠液、枳实导滞丸等。特别要注意的是，不可选用峻下猛泻的药物，以防止脱水、电解质紊乱，甚至发生休克。

远离早衰 补肾为先

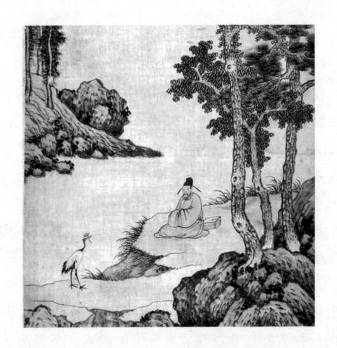

张琪,男,生于1922年,河北乐亭人。现任黑龙江省中医研究院研究员、主任医师、教授、博士生导师。国医大师,全国老中医药专家学术经验继承工作指导老师。2009年获中华中医药学会终身成就奖。擅长肾病的治疗。

张老年过九旬,但身体硬朗,精神矍铄,思维敏捷,坚持每周出诊、查房,为病人解除痛苦。在养生方面,张老重视肾脏的保健,提出:远离早衰,补肾为先。

远离早衰，补肾为先

张老指出，肾为先天之本，肾虚与衰老有密切关系。人在生、长、壮、老的生命过程中，必将不断地消耗体内的能量及肾气。想要杜绝早衰，补肾是极其重要的。

早衰表现为头晕眼花，精神不振，腰膝酸软，甚至气色萎黄，性欲减退，体弱不支，重者百病缠身。

怎样才能防止早衰呢？张老提出以下几点。

1.按摩腰部与足心　腰为肾之府，肾之经脉起于足部，足心涌泉穴为其主穴。每日用双手搓擦腰眼穴（后腰部）、按揉涌泉穴（足心）各 30 次，具有固本护肾之效。

2.饮食有节，荤素搭配　张老日常不吃零食，不吸烟，不喝酒，按时进餐，不吃过饱。喜欢吃黑豆、黑米、黑芝麻、黑木耳、紫菜等。膳食均衡，荤素搭配。张老认为，茶可促进消化、清脑明目、利尿，能帮助清除体内有害物质，有利于身心健康。

3.精神乐观，遇事不烦　张老认为心胸开阔、心情舒畅是长寿的关键。张老最爱听京剧、听音乐、看电影和好看的文艺节目。每当劳累的时候，张老就以此来缓解疲劳。遇到不如意的事时，总是从客观上分析，一笑了之，绝不让其扰乱乐观情绪。

4.身体大脑要动　张老天天坚持锻炼，每天跳老年迪斯科或步行半小时。他认为，老年人退休后之所以衰老得快，是因为停止了大脑锻炼，大脑和身体一样，不用就会迟钝。因此，退休后，张老照常出诊看病，搞科研，带研究生，还著书立说，思维与文笔不减当年。

不做闲人 平淡勤快

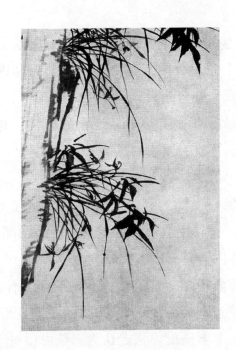

张磊，男，生于1928年，河南固始人。河南中医药大学主任医师、教授。国医大师，全国老中医药专家学术经验继承工作指导老师。曾任河南中医学会会长、河南省卫生厅副厅长等职。擅长治疗内科疑难杂症。

张老幼读私塾，诵读经史，崇尚致中和平。医德高尚，经验丰富，深受百姓尊敬和爱戴。对于养生，他提倡顺其自然，以平常心去关爱生命。到了老年，心理平和是养生的关键，适度锻炼、合理饮食、起居有常也是必不可少的要素。他年近九秩，但仍天天出诊，成为百姓生命的保护神。

不做闲人，平淡勤快

张老的养生之道，他自己总结为"三平""三勤""四知"。

1."三平" 就是平常心、平常心态、平常生活。张老认为，无论做什么事都应保持一颗平常心，不贪不争，安分守己，这样的生活才会幸福、安康。

2."三勤" 就是脑勤、四肢勤、嘴勤。

一是脑勤。张老认为，人老了，脑子多转转可以预防老年痴呆。张老爱看书，也爱思考。他给病人看病，要一人一方，做到了"下笔虽完宜复想，用心一到莫迟疑"的境界。张老还爱作诗，中药名也被他"镶嵌"其中。如庆上海世博会：高良（治胃疼）世博贯众（清热解毒）来，大海（祛火）珍珠（养颜）眼界开。不管霞天（健胃）生熟地（滋阴生津），合欢（安神解郁）共举酒千杯。闲暇之余，开朗的他还会拉上一段二胡自娱自乐。（注："霞天"指霞天胶，由牛肉炮制而成。此胶色泽如水气上蒸为霞，故名。）

二是四肢勤。张老强调，人老了一定要锻炼身体。他一直有个好习惯，每天晚上10点准时上床睡觉，凌晨4点左右起床，前几年早上起来跑步，现在年纪大了，把跑步改成了打扫卫生，拖地、抹桌子，天天如此。而老伴则是每天早上起来买菜、做饭，两人分工明确。

三是嘴勤。张老爱和人交流，常出去走动，找朋友聊天，他觉得这样很充实。

3."四知" 就是知度、知足、知害、知己。

一是知度。张老认为，饮食要有度、劳逸要有度、情绪要有度，不能过喜、过怒、过悲。《黄帝内经》有句话："生病起于过用。"张老说，"过用"其实就是过度。

对于饮食，张老并没有特别的"讲究"，经常是粗茶淡饭，少油少盐。张老爱吃青菜，还爱喝面疙瘩汤、玉米糁粥、小米粥。小米可以益五脏、厚肠胃、壮筋骨、长肌肉。玉米中含有大量的卵磷脂、亚油酸、谷物醇、维生素 E，经常吃不容易发生高血压和动脉硬化。张老说，好多病确实是吃出来的，人的身体有时就如河里的沙堆，积得太厚实了，就应该适当地调水调沙，保证水流通畅。

二是知足。平时到家排队找张老看病的人很多，他虽然累，但是开心。对张老而言，身体健康，还能为患者看病，他很知足。他说，如果一个人太过于计较，就会增添烦恼，疾病当然就会自动找上门了。

三是知害。张老说，大家应该主动了解一些食物、药物的可能危害，且尽量去避免接触。特别是含有太多添加剂的食物。

四是知己。就是要知道自己的健康状态，防病治病；知道自己的不足之处，谦虚地接受别人的批评，学习别人的长处，有的放矢地提高自己。

「三淡」养生 乐观延寿

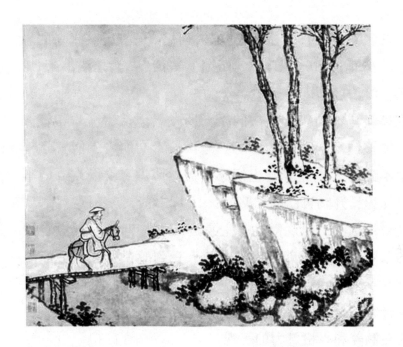

　　张云鹏，男，生于1930年，江苏启东人。上海市中医文献馆主任医师。全国老中医药专家学术经验继承工作指导老师。上海中医药大学、上海市中医药研究院专家委员会委员。擅长脂肪肝、心脑血管疾病的治疗。

　　张老在人生道路上，遵循"唯物求是，以和为贵，精诚服务，旨在奉献"的宗旨，以"宽容、至诚、创新、求效"为座右铭。对于养生，他奉行"三淡"的养生观，即淡泊荣誉、淡忘年龄、淡泊名利。张老年届九秩，但精神饱满，颇有儒雅风度。

三淡养生，乐观延寿

1.“三淡”养生，永葆青春　　“三淡”最能反映张老的思想境界、精神面貌和养生心态。所谓“三淡”，就是淡泊荣誉、淡忘年龄、淡泊名利。

张老喜欢与不同年龄层次的人交朋友。他认为，与年轻人交朋友，能够恢复年轻时的心态；与年长者交朋友，能够学到书本上学不到的人生经验与生活感悟；与博识者交朋友，能丰富自己的知识，开阔自己的思路。

张老对待生活，乐观豁达，平易近人，脸上总是洋溢着微笑。他的乐观心态、爽朗笑声，常使人受到感染。张老曾经因重病两次住院接受手术，他在住院期间，对于来看望他的人，从不草率会客，总是仪表堂堂，一丝不苟，以示对客人的尊重，这是他内在涵养和人格魅力的表现。

2.精诚服务，旨在奉献　　张老人生的信条是：待人接物，“唯物求是，以和为贵”；对待病人，“精诚服务，旨在奉献”。他的座右铭是“宽容、至诚、创新、求效”。张老的斋室名为“原道轩”，取自唐代文学家韩愈的《原道》。“原”者，剔抉搜罗，推详研究，穷源学问之境；“道”者，指医学之道，亦指处世为人的仁爱之道。

张老接受儒家教育比较深，他主张调和折中、宽容诚挚、与人为善的厚道人生观。他每天接待病人无数，难得有节假日，总是不知疲倦地忘我工作，有人问及，是不是可以推掉一些诊务工作，张老说：“病人难弃，旨在奉献啊！”

心理平衡　食饮有节

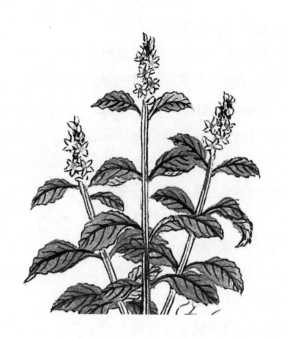

张学文，男，生于 1935 年，陕西汉中人。陕西中医药大学教授、主任医师。国医大师，全国老中医药专家学术经验继承工作指导老师。擅长急性热病、脑病、内科疑难杂症的治疗。

张老的养生经验是：心理平衡，食饮有节。特别是他的食疗歌诀，朗朗上口，易记易学，贴切适用。

食疗歌

生梨润肺化痰好，苹果止泻营养高。

黄瓜减肥有成效，抑制癌症猕猴桃。

番茄补血助容颜，莲藕除烦解酒妙。

橘子理气化痰好，韭菜补肾暖膝腰。

萝卜消食除胀气，芹菜能治血压高。

白菜利尿排毒素，菜花常吃癌症少。

冬瓜消肿又利尿，绿豆解毒疗效好。

木耳化石消瘀血，山药益肾浮肿消。

海带含碘散郁结，蘑菇抑制癌细胞。

胡椒驱寒兼除湿，葱辣姜汤治感冒。

鱼虾猪蹄补乳汁，猪牛羊肝明目好。

益肾强腰食核桃，健胃补脾吃红枣。

动静结合 以静为主

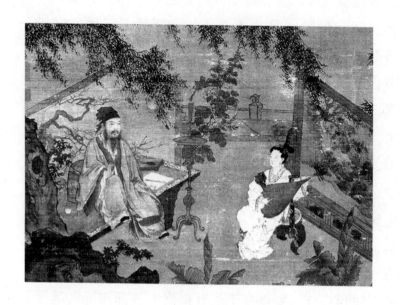

　　张镜人（1923—2009），男，享年86岁，上海市人。为申城张氏医学第十二代传人。上海市第一人民医院终身教授、主任医师。国医大师，全国老中医药专家学术经验继承工作指导老师。中华中医药学会终身理事。擅长内科杂病诊治，尤于热病和脾胃病甚有建树。

　　张老的养生经验是：动静结合，以静为主；食养自疗，补精气神。

徒手体操

张老养生注意动静结合，这里介绍张老自创的徒手体操。

这套体操运动的特点是自上至下，举手投足，熊经鸱顾，运动全身各部关节。

第一节，按摩洗脸：重点按摩鼻翼两边的迎香穴，以及眉梁、双脸颊。

第二节，叩齿吞津。

第三节，运动眼球：远近、上下、左右多方位都要到位。

第四节，握拳振臂：双手握拳，左右臂轮换扩胸，挥拳抡出时要产生爆发力。

第五节，双臂弧圈圆抡：起势为双手撮指虚握，在脐前相对，然后将双臂悬肘沿着胸前缓缓上提，直达眉心，然后左右分开，展臂再回到起点。要点在于运臂提肩上移都要屏气运劲。这一动作有利于改善、松解肩臂关节粘连，即骨伤科所谓的"五十肩"（意谓50岁上下的人容易患此症）。

第六节，插手扭腰：双手叉腰，双脚合并，腰部摆浪抡圆，连同膝关节，幅度要大。

第七节，弯腰俯仰：双脚并拢，前俯时弯腰，双臂下垂，指尖触地；后仰时双臂上举，上身尽量朝后仰，腰部尽量往前挺。

第八节，左右弹踢腿：要点是要有爆发力。

这简单的八节动作，张老每天早上7点钟起床后坚持锻炼，受益很大，首先使他保持每天精神旺盛，其次是解决了他的"五十肩"问题，使疾病一直没有重犯。

恬淡虚无　呵护元气

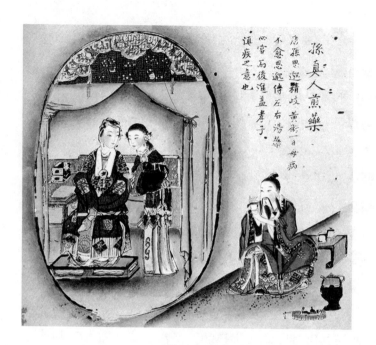

　　陆广萃（1927—2014），男，享年87岁，江苏松江人。中国中医科学院研究员，著名中西医结合专家。国医大师，全国老中医药专家学术经验继承工作指导老师。擅长治疗自身免疫性疾病及各种疑难杂症。

　　陆老一生唯事业为重，关爱病人，淡泊名利，他的学术思想受到同仁高度评价。而他的养生经验，就是《黄帝内经》所说的"恬淡虚无"。

呵护元气，花椒泡脚

1.呵护元气　中医养生学的目的是为了人的健康，中医学关于人的健康目标模式是："阴平阳秘，精神乃治"的稳态医学；"精神内守，病安从来"的健康医学；"正气存内，邪不可干"的生态医学。它并不要求必须是"邪"的彻底消灭，而是恢复人的生态平衡。中医用药的目的，不是与疾病直接对抗，而是通过发展人的生生之气，呵护人的生生之气，提高人的自我健康能力和自我痊愈能力。

陆老在分析人的健康目标或状态时说，人的健康是一种"正气存内，邪不可干"的自我稳定的生态平衡，"正气"是人的健康动力，是健康之本，是人的自我调节。中医治病就是恢复人的生态平衡，中医养生之道就是一种发展生态学。因而陆老认为中医学的选择是以健康实践为目的，"养生莫若知本"与"治病必求于本"是一个思想；中医学是以恢复人的"正气"，提高人的内在健康能力，达到顺其自然，人与自然平衡为目的的医学。

2.花椒泡脚　在陆老养生经验中，还有一个泡脚方，即用花椒水泡脚。

俗话说，"热水泡脚，胜吃补药"。不过，在陆老的泡脚水里，多了一味中药，就是花椒。具体方法是：用一个棉布包50克花椒，用线扎紧，加水煮开后，用煮开的花椒水泡脚。花椒包可以反复使用，1周后再更换新的花椒包。

花椒是厨房里最常用的一味调料，也是一味中药，有温中止痛、祛湿散寒的作用。花椒还有化痰、通窍的功效，民间常用来治疗胃脘痛，以及伤风感冒引起的鼻塞、头额痛等。吃寒性食物如蟹肉、蛤肉等，常用花椒同煮，以驱除寒气，温润胃肠。

陆老认为，用花椒水泡脚比用热水泡脚促使睡眠效果更好。用花椒水泡脚，与用当归、红花泡脚有异曲同工之妙，都有活血化瘀、通经活络的作用，可以使全身血脉通畅，感到轻松愉快。

陆老的体验是，儿童咳嗽、老人血压高，坚持泡脚都有一定的好处。中医讲，"上病下治"，泡脚就是"上病下治"的最简易的良方。泡脚可以增强呼吸系统的屏障功能，促进机体的血液循环，缓解感冒症状，还可以使上部的瘀血下行，从而减轻高血压引起的头痛、头晕等症状。

冬病夏治 药食同源

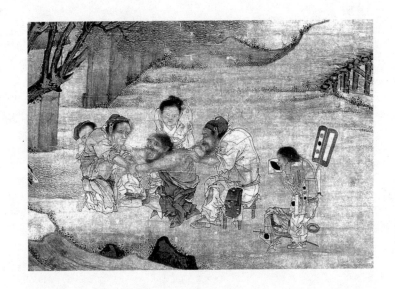

邵长荣（1925—2013），男，享年88岁，浙江慈溪人。上海中医药大学附属龙华医院主任医师。全国老中医药专家学术经验继承工作指导老师，上海市名老中医。在防治呼吸系统疾病方面经验丰富。

对于养生，邵老主张预防为主，防治结合。重视冬病夏治，提倡药食同源互用，强调食疗的作用。

冬病夏治，药食同源

1.冬病夏治　邵老认为，冬病夏治是根据中医传统理论中关于"夏日养阳"的原理，顺应四时变化而提出的治疗法则。呼吸系统疾病中慢性支气管炎、肺气肿、哮喘、慢性咳嗽等，大多具有秋冬季节加重、夏季减轻的特点。中医学认为，人体与外周环境有一致的变化，因此伴随自然界阳气生发，人体自身阳气也出现相应的增长。此时，顺应时节给予温阳补肾的治疗方法，驱除人体的寒邪宿根，同时培补正气，可以减轻或减少疾病的发作，起到事半功倍的效果。中药汤剂、针灸、穴位贴敷、穴位注射、医疗气功以及食疗，都可以发挥类似的作用。

2.药食同源　邵老强调"三分治疗，七分调理"。饮食中不少也是药物，如大枣、大蒜、生姜、醋、糖等，都具有不同的药性，应用时也要对症。

对于肺气不足、脾气虚弱的患者，要注意保肺健脾，可用太子参、黄芪、白术、茯苓、甘草、怀山药等；病久兼有肾虚者，可用芝麻、核桃仁、枸杞子、杜仲等；对于肺部感染、支气管扩张等肺热患者，可用芦根、带皮荸荠，煎汤代茶；而蝉蜕、橄榄等利咽润喉，对于慢性咽炎患者合适；甘草、蜂蜜、白果、乌梅等都有抗过敏作用；汗出不止者，可用糯稻根煎汤代茶；海蜇头、荸荠、冰糖同用，名为雪羹汤，对干咳或痰黄咳吐不畅者适宜；胸脘痞满、气机不畅者，则以白萝卜、橘络较为适宜。

大德大智 健康长寿

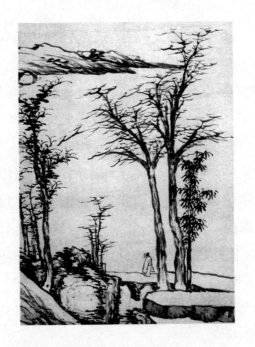

　　邵经明（1911—2012），男，享年101岁，河南西华人。河南中医学院教授、主任医师。全国老中医药专家学术经验继承工作指导老师。曾任中国针灸学会顾问、黄河中医药研究奖励基金会理事，是全国针灸学元老之一。享受国务院政府特殊津贴。邵老在针刺手法上，师古不泥，注重实践，他将针刺与气功融为一体，创造出一种热感手法，尤其对火针、三棱针的应用多有发挥，对哮喘、前列腺炎、癫痫等顽固疾病，疗效较好。

邵老从医 80 余年，品德高尚，医术精湛，淡泊名利，轻财重义，受到百姓的爱戴与学生的敬重。邵老何以能度百岁而不衰？答案曰：大德大寿，大智大寿。

大德大智，健康长寿

1.大德大寿 "为人要厚道，心胸要开阔。"这是邵老经常教导门生、学子与年轻人的口头语。他将《千金要方》中的"大医精诚"作为自己的座右铭。九十多岁时仍坚持出诊，上班拄拐杖，下班则是门生用自行车载其回家。他设立了"邵经明教学奖励基金会"，用于奖励优秀教师和品学兼优的学生。邵老淡泊名利，博爱仁慈，学校的师生提起邵老，说邵老真是大德大寿。

2.大智大寿 邵老的门生遍及国内外。他研制的"三穴五针一火罐"治疗哮喘技术已在全国推广。他常说："己愈予人己愈有，己愈教人己愈多。"

病人问到邵老的长寿之道，他说："乐悠悠，无忧虑，不生闲气，多吃红烧肉。"邵老在生活上不挑不拣，杂粮、蔬菜、肉类都爱吃。他喜欢喝茶，主要是喝红茶、花茶，有时喝一点酒，活活气血。

3.手脑并用 邵老 50 多岁时患上了冠心病、高血压，年轻时由于食道损伤，到晚年发展为食道癌，一直没有手术、化疗和放疗，在家人的照料下一直无大碍。"脑子要用，手脚要动"，邵老重视锻炼，经常散步、打太极拳、练气功，下午还要练书法。

邵老晚年虽然患有中风，说话不清，但他思维清晰，表情丰富，常常熟练地转动轮椅，如孩童般在房间中穿行，有时还伸伸胳膊练练拳，不时拿起毛笔练练书法。

保精节食 适应节气

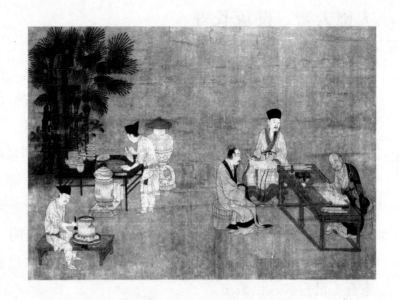

岳美中（1900—1982），男，享年82岁，河北滦南人。中国中医研究院（现中国中医科学院）西苑医院主任医师。当代著名的中医学家和老年病学家。曾任中华全国中医学会（现中华中医药学会）副会长、中华医学会副会长等。

岳老对中医养生学颇多研究，特别是对老年病的传统防治方法体验尤深。由其门生整理的《岳美中老中医治疗老年病的经验》等医籍，影响很大。他主张"保精"为养生第一要义，其次应当注重"食饮 有节""调息呼吸""适应节气"等。

保精节食，适应节气

1.保精 精气神是人之"三宝"，是生命的泉源，三者以精为首。如何才能保精呢？岳老认为"戒早婚，远房帏，少欲望，惜精力"是其关键。精存于目则其视明，精存于耳则其听聪，精留于口则其言当，精集于心则其虑通。所以中医特别强调节欲保精。节欲，包括节制性欲和其他不适当的欲念，使精气不散，则可积精养神而延年。

2.调息 天地之气，升降有序，不升则不降，不出则不入。升降出入得其宜，则为养生之道，亦是遣方用药之术，所以养生应当注重调息，即调气。老年人可以学一点气功，做到真气在体内正常运行，就是调息，这也是养生简单而有效的方法。调息的方法，简言之，一是深呼吸，一是腹式呼吸。即使静息端坐片时，也很有益。

3.节食 当今社会，多食致病是不争的事实。《黄帝内经》说："饮食自倍，肠胃乃伤。"这是最好的训诫。岳老认为，"晚饭宜少"是养生之妙法。老年人脾胃虚弱，晚饭多吃一口，无力运化，就会影响睡眠，所谓"胃不和则卧不安"。蒲辅周老先生，一日进食不逾三两，晚饭只进牛奶半茶杯，胡桃肉两枚，年逾八旬，仍能应诊。

4.适节气 每逢节气，皆宜保养，而"二至"时节尤为紧要。夏至欲宜节，冬至欲宜绝。因为"二至"为阴阳消长之际，最宜将护调摄，稍有不慎，不是损阴，即是伤阳。《黄帝内经》说"冬不藏精，春必病温"，就是这个道理。每见季节交换，节气前后，虚人多病，病人多重。依照节气，而有养生、养长、养收、养藏、防寒、防暑、防风、防雨等调护方法。

5.叩齿漱津　叩齿漱津是养生家导引法之一。其方法是：于五更叩齿，晨起用冷水漱口，可以固齿。夜间遇心火上炎，卧不能安，可漱津满口，分作 3 次咽下，如此数行，其火自平，而眠可安。

脾似土壤 肾是树根

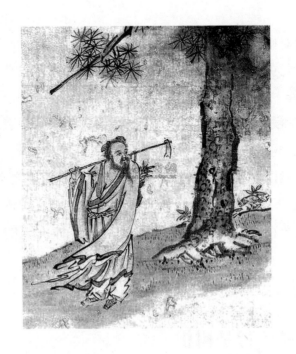

金世元，男，生于 1926 年，北京市人。北京市卫生学校（现北京卫生职业学院）主任中药师、教授。国医大师。被中医界称为"国药泰斗"，被同行称为"活药典"。

金老大半生都在崇山峻岭里奔波，在和药材打交道。像人参、鹿茸、冬虫夏草等名贵中药，在老百姓看来是难得的滋补品，而金老却不提倡靠药材养生。他的养生经验概括起来有两句话，一为"药食同源"，一为"药补不如食补，食补不如动补"。

话说五谷为养

金老对中医药学造诣颇深。对于饮食养生，《黄帝内经》中说："五谷为养，五菜为充，五果为助，五畜为益。"金老认为，"五谷为养"，谷类就是主要营养，人可以长期吃；"五菜为充"，饮食没有菜不行，这个"充"字有两层意思，既代表充饥的"充"，也代表充实胃肠的"充"；"五果为助"，水果是助消化的，不能以水果为主食；"五畜为益"，即补益之义。《黄帝内经》中五谷为养等内容，符合现代中国居民平衡膳食宝塔的要求，普通老百姓所吃的五谷杂粮是符合这种认识的，应当加以效法。

脾是土壤，肾是树根

1.重视脾与肾　在金老的养生字典里，脾胃与肾最为重要。古今中医大夫看病的第一句话，多是问"吃饭怎么样"，这是重视脾胃的表现；病人进入诊室，大夫第一眼就是看一看其精神状态如何，这是重视肾的表现。中医认为，脾胃是后天之本，人的生命就好像一棵树，脾胃就是土壤，有了好的土壤，大树才能生长得旺盛；而肾是先天之本，就像树的根，只有根扎得牢，树木生长才能有后劲，而人的精神就是肾气强弱的表现。养生从脾胃与肾入手，就是抓住了根本，否则就是舍本求末了。

2.全身按摩　金老的好身体与他多年坚持锻炼有关。他晨起后在床上有一套锻炼方法，先是搓脸，俗话说是"干洗脸"，每次 30 遍；之后搓耳朵 30 次，耳朵的穴位很多，能够促进全身血液循环；再往下搓脚，先是两脚对搓，然后是两只手专门搓脚心 30 次。以上锻炼之后，出门到附近的公园，在人少的地方做几次深呼吸。深呼吸就是吐故纳新，几番之后接着做保健操。从起床搓脸到做完保健操，大约 1 个小时。就这样每天早起锻炼 1 小时，从全身主要穴位的按摩，循序渐进到全身的简单运动，就是为了达到一个目的，即促进全身血液循环。金老认为，有了良好的心态，再加上持之以恒的养生措施，健康长寿就不是奢望。

饮食有节 起居有常

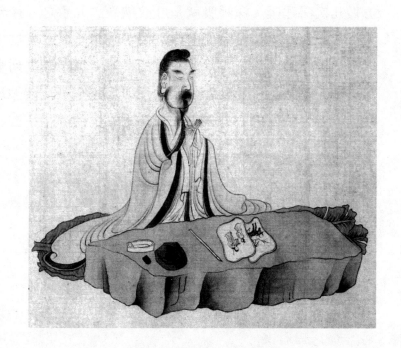

周仲瑛，男，生于1928年，江苏如东人。南京中医药大学教授、主任医师、博士生导师。国医大师，全国老中医药专家学术经验继承工作指导老师。中华中医药学会终身理事。周老从事中医教学、临床、科研工作60余年，创建内科学体系，辨证论治重视气血痰瘀，善于复合立法，精于遣方用药。

周老生活俭朴，达观敬业，他的养生之道就是：饮食有节，起居有常。用他的话说，就是"吃得好，睡得香，想得开。"他的养生体验正合《黄帝内经》养生之旨。

饮食有节，起居有常

1.五谷杂陈，味贵冲和 中医历来有"药食同源"之说，食物亦有寒热温凉、辛苦甘辛咸之分。五谷杂粮皆能入药，例如薏苡仁甘淡微寒，能健脾补肺，清热利湿；大豆性平味甘，有健脾养胃作用，豆制品可清热凉血；高粱味甘性温，健脾益胃，可以治消化不良；玉米味甘性平，健脾利湿，开胃宁心，益智增慧；粳米味甘性平，能补中益气，健脾和胃，除烦止渴；小米味甘性平，健脾和胃，止呕治泻；小麦味甘性平、微寒，健脾益肾，宁心安神。这些五谷杂粮，对脑力劳动或年老体弱者，尤有裨益。

中医提倡饮食"味贵冲和"，其含义有三：一是不宜过食膏粱肥厚、炙烤腌制之品，尽量保持食物的冲和之气味。不食用过酸、过咸、过甜、过辣、过腻及过冷食物。二是要根据五味入五脏（酸入肝、辛入肺、苦入心、咸入肾、甘入脾）的原理，针对个人体质的特点，结合失衡的内脏功能，用饮食五味调和，帮助机体恢复内环境。三是合理应用烹饪方法，调和不同食物的性味，使食物达到最大化的吸收和利用。

2.起居有常，不妄作劳 《黄帝内经》谓："食饮有节，起居有常，不妄作劳，故能形与神俱，而尽终其天年，度百岁乃去。"这里把"起居有常，不妄作劳"看得与饮食养生一样重要。形与神，包括了精神与体质两个方面。起居有常，合理作息，就能保持精力充沛，体力健壮。周老在工作之余，尽可能做到定时睡眠，定时起床，定时排便，定期洗澡。他还喜欢听音乐，看新闻，以调节身心健康。尽管周老工作繁重，很少有休闲时间，但他能始终保持一种平常的心态，合理安排自己的作息时间，并顺应自然界的气温变化，积极地进行自我调摄，故年至耄耋，仍然保持旺盛的精力。

运动气血 涵养精神

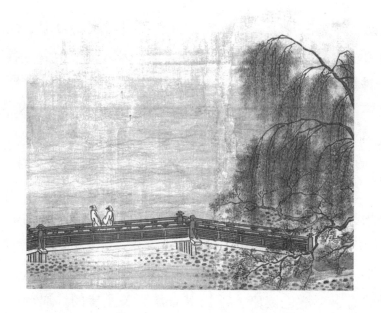

　　周信有（1921—2018），男，山东烟台人。甘肃中医药大学教授。国医大师，全国老中医药专家学术经验继承工作指导老师。擅长治疗肝病、心脑血管疾病、血液病。

　　周老的养生经验概括起来有两个方面，一是运动，二是调神。他提倡养生保健应从青壮年做起，在身体尚未出现衰老的异样变化之前，就讲求养生之道，采取措施，进行预防。周老还将他的养生经验，概括为"运动气血，涵养精神"八个字，写成条幅挂在办公室，作为座右铭。

运动气血，涵养精神

1.运动　周老出身于武术世家，自幼养成习武的习惯。他每天都练习"坐气功"。这种功法比较简单，人人都可学会，名为"一分钟练功法"。方法为：平身端坐，莫起异念；以意导气，引气下行；息息归根，意守丹田；默念安静，切勿间断。这种方法只要一分钟的时间。偶尔失眠时，通过一分钟练功，调节呼吸，收敛精神，就能很快入睡。另外，周老还结合少林、武当功法，创立一种"螺旋运动健身法"，其特点在于，配合呼吸调畅身体气机的同时，有效地活动周身的各处关节，特别适合老年人。

2.调神　调神是养生的重要内容，保持乐观情绪和豁达开朗的精神状态，对增进健康、延长寿命是至关重要的。周老在遇到不顺心事的时候，常用"一分钟练功法"调节心理状态，控制愤怒情绪。他也喜爱京剧，常在京胡伴奏下吟唱，抒发抑郁不舒的心情，颇为有效。

另外，周老在花甲年后，饮用自制的养生酒，中午与晚饭时各饮一杯，以促进气血流畅。药酒配方：枸杞子、女贞子、生山楂各适量，泡酒。有时加一点人参、鹿茸等。所用酒多为高粱酒。

牛吃草论　散步为上

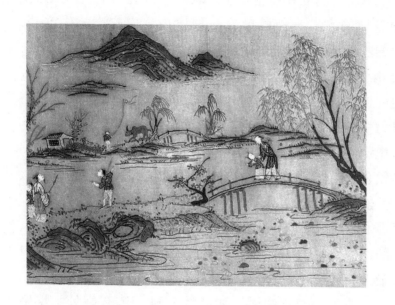

　　赵绍琴（1918—2001），男，享年83岁，生于北京三代御医之家，其曾祖父、祖父、父亲均在清宫太医院供职为御医。北京中医药大学终身教授，全国老中医药专家学术经验继承工作指导老师。治病用药轻灵，开门逐邪，攻补兼施，擅用风药为其特点。

　　赵老养生重视饮食调节，对病人强调饮食调控，提出"牛吃草论"；他认为散步走路为最好的锻炼方式，称"走为百炼之祖"。他这样教病人，自己也坚持多年。

牛吃草论，散步为上

1.牛吃草论 赵老在养生学上，提出"牛吃草论"。大意是说有两种类型的人：一种属虎，一种属牛。虎吃肉，牛吃草。牛是天生的吃草动物，吃的虽然是草，但拉车耕田，气力很大。若让牛吃肉，结果可想而知。人也是一样，习惯于吃素的人，突然让他吃肉，那也会出问题。中国人的体质千百年来是以谷物、蔬菜为主，而现代生活是以吃肉为主，就容易产生各种疾患。所以患病以后，调节饮食是很重要的。

一是饮食有节。人体所需的基本营养物质是蛋白质、脂肪、糖，但它们的代谢产物对人体极为不利。适当节制饮食，不但可以减轻身体各脏腑、各系统负担，同时还能起到延缓衰老、防病延年的作用。赵老一天中主食早餐1两、中午2两、晚上1两，一日最多不超过5两。

二是多食清淡，少吃油腻。清淡饮食对人体有好处，特别是老年人与体质虚弱的人，消化功能较弱，油脂食品多吃了会引起消化功能障碍，不利于身体的新陈代谢。

三是忌辛辣。辛辣刺激之物，如韭菜、茴香、辣椒等，易助火伤阴，故应少食。

2.散步为上 赵老非常注重身体锻炼，在运动形式上，以散步、走路为多。赵老得名师传授，对太极拳、八卦掌等功法坚持几十年而不辍。但他的心得体会是"百炼不如一走"，又说"走为百炼之祖"。他认为，走步是一切锻炼的基础，或快如竞走，或慢如散步，遂心随意，无须动作要领，无须呼吸配合，无须意念专注，只要走起来，就可以通血脉、利关节、强心益肺、健胃和脾、疏肝固肾，振奋精神，增强体力，有百利而无一害。

补固精气　保护脏腑

施今墨

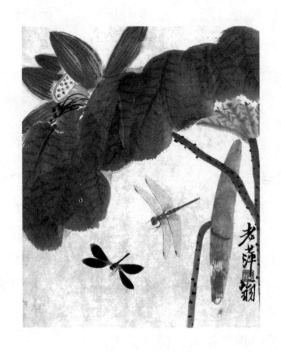

　　施今墨（1881—1969），男，享年 88 岁，浙江萧山人。13 岁跟随其舅舅——河南安阳名医李可亭学习中医，1931 年出任中央国医馆副馆长，后被称为"北京四大名医"之一。在几十年的从医生涯中，先生积极钻研中医，探索中医发展之路，致力于人才的培养，为中医事业的继承与发展做出了巨大贡献。由他所研制的抗老防衰丸、支气管咳嗽痰喘丸、高血压速降丸、感冒丹等十大处方，至今仍被医家喜用。

　　施老认为，养生保健、抗老强身是中医治未病思想的重要体现，早在 20 世纪 50 年代，他就研发出了抗老强身保健方，提倡利用中国传统医学养生理论开发中药保健品。认为人老了要像农业生产上追肥一样，要补固精气，保护脏腑，这样才能长寿。

经验方

⊙ 抗老防衰丸

　　黄芪、枸杞子、桑葚、茯神、芡实各 20 份，党参、黄精、何首乌、黑豆、五味子、玉竹、紫河车、葡萄干、白术、生地黄、菟丝子各 10 份，熟地黄、麦冬、莲子、山茱萸、炙甘草、怀山药、柏子仁、龙眼肉、丹参各 5 份，乌梅 2 份。上药按比例配制，研末，和蜜为丸。每服 9 克，早晚各 1 次，长期服用。

　　此方补固神气精血，保护脏腑。

　　健康提示：抗老防衰丸是施老十大处方之一，此方集中补益五脏之品，如补脾的黄芪、白术、党参、山药，益肾的生熟地、何首乌、芡实、黑豆、紫河车、菟丝子、山茱萸，养心的丹参、龙眼肉、柏子仁、麦冬、茯神，养肺敛肺的玉竹、五味子、乌梅，养肝的枸杞子、葡萄干、黄精、桑葚，还有补气和中的炙甘草等，药味虽多，但有章有序，不燥不寒，药性平和，是一张信得过的养生良方。

保精惜神 晚境自娱

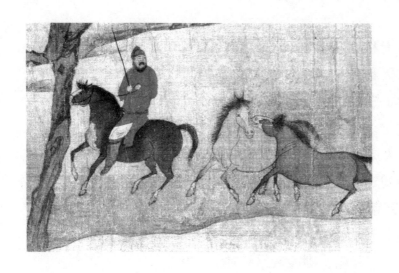

　　姜春华（1908—1992），男，享年84岁，江苏通州人。教授、主任中医师。曾任上海第一医学院（现复旦大学上海医学院）中医教研室主任。著名中医学家，《辞海》分科主编，国家科委中医组成员、卫生部医学科学委员会委员，为我国中西医结合学科带头人。姜老在"上工治未病"理论基础上，创造性地发展了"截断扭转"学术思想，主张在疾病初期即应采取果断措施，以针对性的方药，直捣疾病巢穴，阻遏病势的发展或击溃之，促使疾病早愈。他的学术思想在学术界影响很大。

姜老的养生经验取法于祖国医学的养生思想。他认为，人到中年渐趋衰老，若调养得当，可以延缓衰老，若不知保精惜神，则可催人早衰。

修身延年，摄生抗老

一、无私足以益寿，修身可以延年

1.无私无恼 姜老不完全赞成《黄帝内经》所谓的"恬淡虚无"，而主张入世随俗，以愉悦为务，以自得为功。他奉行自我修养的信条是："欲无烦恼须无我。"

2.待人宽恕 姜老一直保持着乐观幽默，他认为，"退一步则天宽地阔"，对人宽恕，无苛求，就不会因气逆而自伤身体。

3.生死荣辱不萦心 姜老认为，对死生荣辱要看得淡些，不要追逐名利。生长壮老死，是自然规律。人老了，不要总想到老与死。忘死生，则能振作精神。

4.对事业有所追求 这是解除老人因无所事事而产生孤独空虚感和因精神不振而陷入死生困扰的最好办法。对事业有所追求，就会感到生活有意义、有乐趣，就会在心理上得到满足和平衡。"用进废退"，人入老境，若能勤奋用脑，就能推迟脑细胞的衰老。

二、生活须富情趣，节护贵在持恒

1.生活有节，作息定时 姜老一般 6 点起床，练拳半小时，再散步 45 分钟；午饭后休息 2 小时；睡前散步 45 分钟，然后再休息。

2.控制饮食，摄取随宜 《黄帝内经》主张，饮食有节，顾护脾胃，调摄饮食，不使饥饱失常。姜老晚年的饮食方案是针对糖尿病而设计的。他的方法是：早餐只饮早茶和半磅（约227克）牛奶，正餐只吃两餐，以啤酒代饭，晚餐少吃，基本原则是少而精。饮酒只饮啤酒，不饮烈性酒。姜老认为少量饮酒有助于活血通脉，增进食欲，消除疲劳。任何食物都吃一点，但都不偏嗜。荤素的搭配以鱼为主，辅以时令蔬菜、豆制品，而少吃肉和动物内脏。

3.读书著作，暮年自娱　姜老认为读书可以增益知识，开卷有益，有益即乐；著作利于总结经验，传播于人，予人即乐。

4.练书作画，陶冶性情　姜老认为，写字作画，时而屏息凝神，静想构思，时而挥笔运腕，静中寓动，好像打太极拳一样，动作有节，是一门艺术健身法。

养心养身 并行不悖

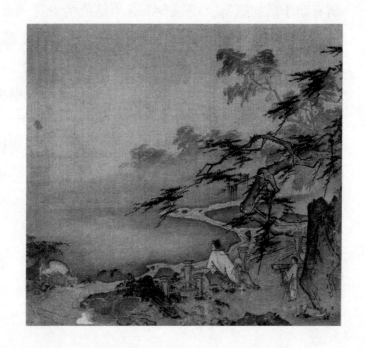

　　娄多峰，男，生于 1929 年，河南原阳人。河南中医药大学教授、主任医师。全国老中医药专家学术经验继承工作指导老师，河南风湿病医院创始人。治疗风湿病与骨关节病有独到经验。

　　娄老认为，养生不仅仅是养身，还要养心，而且要把养心放到第一位。

养心养身，并行不悖

1.多看别人长处，算计之心不可有 娄老很重视修身养性：一是遇事沉着冷静，头脑清晰；二是与人相处宽容大度，多看别人长处。在他书房里挂有一张条幅，上写"上善若水"四个大字，他把这个条幅作为座右铭。

2.早起先喝水，后小便 小便之前喝水可以降低血液浓度，保证体内水分。

3.每天坚持洗鼻子 洗鼻孔时，用食指的指腹清洗鼻孔内上部分，用无名指的指腹清洗外下部分。清洗鼻子可以预防异物进入体内，保护呼吸道不受异物干扰，防止呼吸道疾病的发生。

4.一天梳头四五次 娄老的口袋里有一把长八九厘米的小木梳，娄老一天梳四五次，一次梳十几分钟。他建议，梳头时尽量采用牛角梳或木梳，不要用塑料梳子。梳头可以疏通经络气血，起到滋养头发、健脑聪耳、防治头痛的作用。

5.常搓耳朵耳不聋 耳朵是全身经络汇集之处，搓耳朵可以增强机体对疾病的抵抗能力，增强耳朵的血液循环，还可消除疲劳，改善睡眠。

起居有常　饮食有节

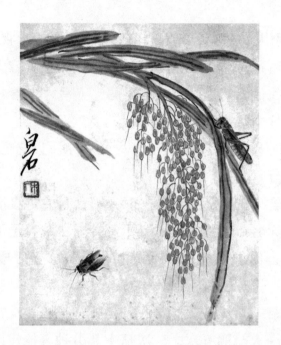

祝谌予（1914—1999），男，享年 85 岁，北京市人。中国协和医科大学（现中国医学科学院北京协和医学院）教授。全国老中医药专家学术经验继承工作指导老师，著名中医教育学家。

祝老的养生比较全面，他起居有常，饮食有节，心胸开朗，适度锻炼，故能长寿而终。

食疗心得九则

祝老在长期临床工作中对食疗体会尤深，总结为食疗心得九则。

1.老人脾胃虚弱　食量少而大便溏者，可用山药、莲子、芡实、薏苡仁各 5 克，加水煮烂，再加白米 10 克，煮成稠粥，作为早餐或午餐长期服用，可增进脾胃运化之力。若停食消化不良，不思饮食，可加入山楂 5 克同煮。

2.老年长期无菌性腹泻　将用水发好的刺海参 2 条，不加油、盐，用白水煮烂后加少许酱油食用，每日 1 次，至腹泻停止为度。一般服食刺海参不到 500 克即愈。

3.慢性支气管炎、肺气肿、肺结核　每天用水发好银耳 30 克，文火煮烂如胶状，稍加白糖后服食。或用去掉浮油之鸡汤、鸭汤、肉汤煮银耳服食即可。有补肺益气作用。

4.老人长期腰痛　冬天每日吃一次羊肉，涮羊肉、炖羊肉、烧羊肉、白水煮羊肉均可。

5.糖尿病　夏天每日喝绿豆汤或绿豆粥，有消暑止渴、降血糖和尿糖的作用。或将刮去绿皮之西瓜皮，切成片或块，煮汤，有清暑气、消口渴、降血糖和尿糖的作用。

6.长期反复发作之口腔溃疡　每日嚼服生黑芝麻 30 克，至愈为度。

7.心脏瓣膜病　每日吃生松子仁 30 克，长年服用，有益于心脏。

8.贫血　带有红皮的花生 30 克，红枣 10 枚，鲜藕 10 片，加水煮烂，连汤带食物吃完，每日 1 次，长期服用。

9.哮喘　每日晨起或临睡前吃生胡桃 3 枚，另将生姜一薄片放入口中，慢嚼至糊状，再慢慢咽下，有化痰平喘作用。

费开扬

春夏秋冬 喝粥健身

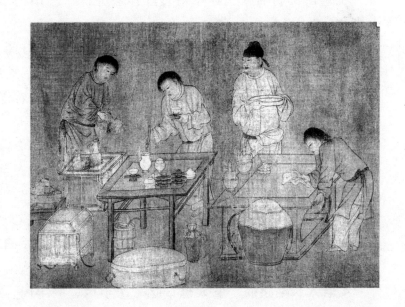

　　费开扬，男，生于 1925 年，上海人（祖籍浙江慈溪）。主任医师、教授。曾任广安门医院院长、《中医杂志》总编。任中华中医药学会常务理事、全国中医编辑学会主任委员、卫生部《药典》委员会委员。长于中医内科、妇科疾病诊治。

　　费老的养生经验颇具特色，喝粥是他养生的一个重要方法。他春天喝山药百合枸杞粥，夏天喝绿豆粥，秋天喝小米白薯粥，冬天喝桂圆红枣粥。一年四季喝粥，给他注入了生命的活力。

春夏秋冬，食粥健身

费老在60岁退休后，对粥情有独钟。

费老将近退休之时，感到身体状况与以前不大一样，稍微活动就容易感冒，或者感到没力气。他对老伴说，觉得自己活到60岁就差不多了。从此以后，他对健康非常重视。有一次参加宴会，他勉强吃了点鸡鸭鱼肉，胃里非常不舒服，后来喝了点粥，不治而愈。这使他感觉到，老人喝粥是养生的好方法。

他认为，中药里有许多东西与食物是同源的，既可以作药又可以作食物，《伤寒杂病论》里有40多种这样的药物，如百合、山药、大枣等，著名的方剂有甘麦大枣汤、当归生姜羊肉汤等。费老在生活中摸索出一套四季养生粥的配伍方法。

1.春季养生粥 春季养生应以清理内热为主。他采用山药百合枸杞粥。山药和脾胃，枸杞补肝肾，百合清心肺。春季吃此粥能调和脾胃，补肝明目。

2.夏季养生粥 夏季养生应以清暑解毒为主。费老以绿豆粥为主，绿豆既清暑，又解毒。有时食用白米粥，以调口味。

3.秋季养生粥 秋季应补充点营养。费老喜欢以小米、白薯、玉米面熬粥，这是他从农村乡民那里学来的养生粥，名叫小米白薯粥，宽肠胃，暖肚子，壮身体。营养丰富，美味可口，也为冬季进补做准备。

4.冬季养生粥 冬季应以滋补为主。费老喜用桂圆红枣粥。桂圆与红枣，都是甘温之品，安神而健胃。食用以后，胃里暖和，睡觉安稳，且防风御寒，久食也无不良反应。

保护正气 防御病邪

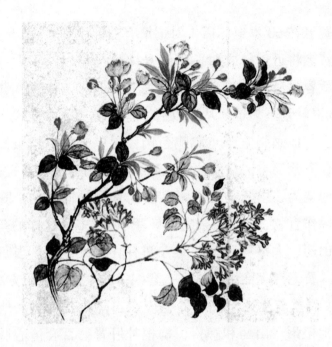

　　班秀文（1920—2014），男，享年94岁，广西隆安人。广西中医药大学教授。国医大师，全国老中医药专家学术经验继承工作指导老师。擅治疑难杂症，尤以妇科为长。

　　班老一生无烟酒嗜好，不食辛辣刺激性食物，饮食多以青菜、水果为主，从不服用保健品。生活不躁不妄，安然自得；以动为主，以静为辅。喜打太极拳、八段锦，或练气功。班老认为，生长与衰老，是一种生理现象，有出生之时，必有衰老、死亡之日，这是人类不可拒绝的自然规律。但若能运用《黄帝内经》治未病的理念来养生保健，延年益寿是完全可能的。班老的养生，着眼于八个字，即"保护正气，防御病邪"。

保护正气，防御病邪

1.起居有常，坚持锻炼　班老的起居作息习惯是晚睡早起，坚持午睡。晚上一般 11 点钟上床入睡，早上 6 点钟起床，中午休息 1~2 个小时。"生命在于运动"，气血以流通为贵。早上起床后在绿树成荫的公园，或在学院的操场上，游走散步，时或慢跑，熏陶在大自然的怀抱里，呼吸新鲜空气。坚持散步或慢跑，能使全身筋骨关节得到适度的运动，从而使气血流通，经络畅达。班老坚持上午出门诊，有的门诊较远，离住所约几公里，便徒步上班，直至逾 80 岁高龄。即使出差到外地，也习惯早起步行活动，从不睡懒觉，能步行就不坐车。班老不主张快跑，认为跑的速度太快，血液流量过大，增加心脏负担，对心脏不利。

2.饮食有节，粗细搭配　班老以《黄帝内经》"五谷为养，五果为助，五畜为益，五菜为充"及"谷肉果菜，食养尽之，无使过之，伤其正也"作为饮食营养的准则。在饮食上，尽量做到定时定量，不过饥过饱，不偏食挑食，少吃、慎吃肥甘厚腻和燥热辛辣之物。戒烟慎酒，不食零食。饮食要多样化，做到不偏不嗜，不辛不热，不燥不腻，粗细结合，才能使脾能升，胃能降，消化吸收功能正常。如此才能气血充沛，增强抗邪能力，保持身体健康。

班老早餐常用煮黄豆或煮黑豆嚼食，黄入脾，黑补肾，能补益脾肾，又能强健牙齿。中、晚餐以玉米、红薯、芋头之类佐食。每天饭后散步，睡前按摩脐腹部，顺时针、逆时针各80次，以增加胃肠蠕动，消除胃中宿食和多余脂肪，防止便秘。到了晚年，班老的身体不胖不瘦，牙齿健全，面色红润，亦得益于此。

3.调摄精神，防避风寒 班老一生以勤为勉。上午出门诊，中午休息1~2小时，下午读书看报，生活恬淡有序。不慕名利，知足常乐，不与人闲谈是非，在平凡的生活和工作中保持心态健康，精神舒爽，真正做到"恬淡虚无，真气从之，精神内守，病安从来"。

人体的健康，不仅依赖于气血的充盈，更有赖于气血的流通。而风寒之邪侵袭，最易导致气血凝滞，故在气候骤变，气温大起大落时，要注意增减衣物，以防止风寒侵袭，如《黄帝内经》所说"虚邪贼风，避之有时"。不慎感邪，班老常用疏解祛邪中药内服，很少服用保健药或西药。平时为了增强体质，他常用艾条灸足三里穴，以促进脾胃功能，保护正气。

4.不服补品 班老从不服用保健品，不迷信广告上的宣传。他认为，补品用得得当，对身体有益；相反，补益不当，人参、燕窝亦能杀人。对于老年体弱者，可以通过食物营养来调理，以避免药物的刺激。前人所说"药补不如食补"，确是经验之谈。

夏日保健　清肺护胃

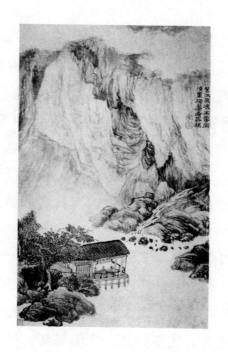

　　高辉远（1922—2002），男，享年80岁，湖北蕲春人。解放军305医院主任医师，兼任中国中医科学院、北京中医药大学名誉教授。长于中医内科、妇科、儿科，尤精于温热病和老年病。对老年病预防保健卓有建树，是中医保健专家。

　　高老对于养生，重视因人而异，因时而异，因地而异。

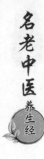

夏日保健，清肺护胃

1.胖大海合剂　胖大海 1 枚，麦冬 5 粒，菊花 5 克，甘草 2 克。此方清热解毒，利咽润喉。适宜于夏日口干咽燥，咽喉疼痛，咽中有阻塞感，咳痰不爽。沸水冲泡，代茶饮。

2.银耳莲子汤　银耳 50 克，莲子 50 克，冰糖 50 克。此方益气健脾，消暑解渴。银耳洗净泡开，莲子洗净浸泡 2 小时，将以上 2 味煮沸至莲子涨开，待汤有黏稠感时放入冰糖，使之溶化。冷却后随时饮用。主治夏日之疲劳、气短乏力、口干舌燥、心悸、头晕、虚烦不眠。

3.荷叶绿豆汤　干荷叶 50 克，绿豆 150 克。此方清热解毒，利尿止渴。将绿豆洗净浸泡 2 小时，用文火煮沸至绿豆涨开时，再放入洗净的荷叶，煮 5 分钟后将荷叶滤出，冷却后即可饮用。每次 100 毫升，代茶饮之。主治暑热，症见烦热口渴、头目不清、溲少色黄或大便泄泻。

4.山药粥　山药 250 克，粳米 100 克。此方补脾止泻。将山药切成小块，粳米淘净，一同放入锅内，加水适量，煮至粳米涨开，山药煮烂，冷却后即可食用。每次 150 毫升，每日 3 次。主治夏日大便稀薄、次数多，不能食冷冻食物。

观颐自养 寿而且康

郭振球

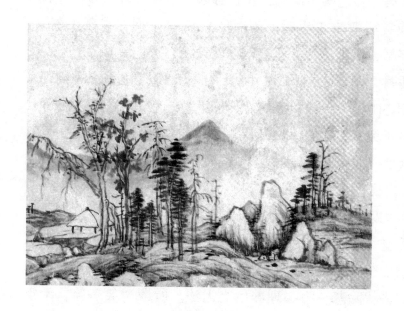

郭振球（1926—2011），男，享年 85 岁，湖南长沙人。湖南中医药大学教授、主任医师。全国老中医药专家学术经验继承工作指导老师。是中医诊断学学科奠基人之一。

郭老喜读《黄帝内经》有关养生的篇章，他结合自己的身体条件，总结出 10 项养生体会，包括起居、睡眠、饮食、心理、房事、护目、防病、保健、家传、格言，他概括为四个字，即"观颐自养"。

观颐自养，寿而且康

1.起居 郭老黎明即起，凭栏远眺，或到户外踱步。午睡 1 小时，晚餐后散步 1 小时。闲时欣赏唐宋诗词，临摹王羲之、赵孟頫字帖，借以遣怀舒意，取乐除烦。

2.睡眠 郭老每天睡眠 9 小时，年至 50 岁喜独眠。神静则入寐，醒则心旷神怡。睡不仰卧，以侧卧为安。左侧卧屈左足、肘，以手上承于头，伸右足，以右手置于右腿；右侧卧，则反之。

3.饮食 四季喜吃新鲜蔬菜，桃橘杏梨，佐餐为好。早餐喜淡粥，甘肥之物适可而止。日饮清茶，以茉莉花茶与菊花茶为宜。时啖姜蒜，以助消化。冬季葱豉做汤煮面，可以预防感冒。

4.心理 《素问·举痛论》云："喜则气和志达，营卫通利。"七情之心，人皆有之，唯过则为害。常乐观，和喜怒，节虑寡思，去忧除悲，为心理养生之大法。所谓"笑一笑，十年少；恼一恼，老一老"，乐观豁达是促进健康的前提。

5.房事 老年人不可纵欲。50 岁后宜独宿而卧，节制情欲。老人纵欲则伤人元气。

6.护目 养神关键在于养眼。视久稍息，可用双手食指按压印堂，揉山根、睛明，沿眉棱骨绕眼眶按摩，环周 5 次。然后凝目远眺，转睛 5~10 次。练毕则静坐，以目视鼻，以鼻对脐，调匀呼吸，勿间断，勿矜持，降心火于气海，自觉肢体和畅，视物清晰。

7.防病 郭老少年时期喜吃葡萄干、柿饼，认为可以防止上呼吸道感染；壮年喜食萝卜，以助消化；后发现血压偏高，常吃天麻丸以静内风。

8.保健　八段锦有保健防病作用。八段锦有刚、柔两种动作。刚法繁而较难，壮年者适宜；柔者简而易学，老年人适宜。天气晴朗时，可做八段锦以强身。休息时意守丹田，调匀呼吸。有杂念影响睡眠时，可练"六字气诀"（嘘、呵、呼、呬、吹、唏），往往可收神静入眠之效。

9.家传　郭老曾祖年逾九十，祖父母均年届八十而终，曾祖养生经云："四气调神，养浩然气。澄心静坐，益友清淡。应诊方余，浇花种竹。嘘唏六字，焚香煮茶。登高远眺，寓意弈棋。虽有他乐，吾不易矣。"郭老亦遵此养生经，故而长寿。

10.格言　郭老的养生格言为"观颐自养"。《易经》云："观颐，观其自养也。"郭老依据《黄帝内经》的养生论，将养生之法概括为："夫人养生，静则神藏。和于术数，法于阴阳。食饮有节，起居有常。不妄作劳，一弛一张。四季调神，寿而且康。"

平常心态 规律生活

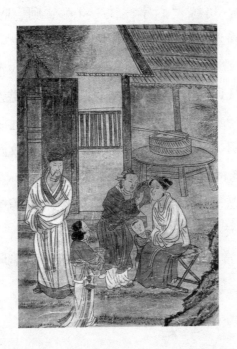

　　唐由之，男，生于 1926 年，浙江杭州人。中国医学科学院名誉院长、主任医师、博士生导师。国医大师，全国老中医药专家学术经验继承工作指导老师。获中华中医药学会终身成就奖。在中西医结合治疗白内障方面有独创医术。此外，他在视神经病变、各种视网膜病变、老年性黄斑病变和病毒性角膜炎等眼病的治疗方面，积累有丰富的临床经验。

唐老平时工作繁忙，加上琐事很多，没有时间去锻炼身体，但身体一直很硬朗，他认为主要得益于一颗平常心及健康的生活方式。

养生杂谈

唐老认为，自己的身体很硬朗，主要原因是有一颗平常的心和相对有规律性的生活。

1.睡眠 唐老平时非常注重睡眠，每天都要保持在 7 小时以上睡眠时间。睡眠是精力的加油站，他从不早睡晚起或晚睡早起，因为工作太忙，有时睡到半夜还要起来去诊治病人，他会在空闲时补过来。他每天中午会休息半小时到 1 小时，以保持下午精力充沛。

2.运动 唐老给病人诊治疾病时经常一站就是几个小时，他把这当作是锻炼身体的好时机。后来唐老的心脏、颈椎出了问题，他就开始做扩胸运动，以保持血液运行通畅。在做扩胸运动时也扭动自己的颈部、腰部，以此来锻炼颈椎、腰椎。唐老由于心脏不好，不能快步走，不能上高楼，所以主要是散步。

3.饮食 唐老对饮食从不挑食或嗜食，荤素均可，但很注意合理搭配。晚年时对食量有所控制，平时以素食为主。三餐的分配是：早餐吃饱，午餐吃好，晚餐吃少。唐老说，有些人晚上吃得还很多，这对身体不好。因为晚上身体处于休息状态，需要的能量很少。加之晚上胃肠也要休息，所以晚餐不能吃得太多。

4.家庭和睦，心胸开阔 唐老的家庭非常和睦，一家人整日乐乐呵呵，相处融洽，因而他的心情永远是快乐的，他认为这对健康长寿是非常重要的。同时唐老也是一个容易满足的人，在生活上或工作上时时刻刻保持一颗平常的心。健康的心态使他无论遇到什么情况都会心平气和地去应付，这样生活中就少了许多不愉快的事。

5.眼睛的保护 唐老认为，保护眼睛要做到：首先，看书学习一定要保持光线好，傍晚和清晨要早开灯，光线要从自己面前的左上方照射下来，一要保证光线充足，二要保证自己在书写时手不会挡住光线；其次，光线也不要太强，在室外活动遇到光线太强时要戴太阳镜保护；再次，要注意远近调节，一般看书、看报、看电视45分钟后要远眺一会儿，缓解眼睛疲劳；最后，要注意眼睛卫生，避免用脏手揉眼或用不卫生的餐巾擦拭眼部，特别是在做眼部保健操时一定要注意眼部卫生。另外，要注意看书看报的姿势：胸离书桌一拳，眼离书本一尺。

6.勤学习，多用脑 唐老认为，人的大脑就好比机器的轮子一样，需要不时地运动，虽然运动会磨损轮子，但一旦停运时间过长，就容易出现"死机"。唐老晚年时一直坚持出诊治病，同时还坚持读书学习、做科研，不仅是总结经验，也吸取了其他学科的养分。他认为，学习不仅能使自己跟上时代的步伐，还可以使人永葆青春活力。

生活规律 喝茶保健

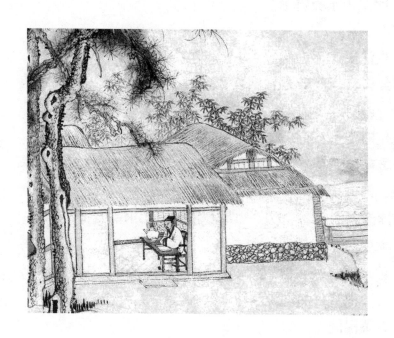

盛国荣（1913—2003），男，享年90岁，福建南安人。福建中医学院（现福建中医药大学）终身教授，全国老中医药专家学术经验继承工作指导老师。擅长治疗各种疑难杂症，在防治高血压、冠心病、风湿痹痛、慢性肾炎等方面均有独到经验。

盛老懂得养生，善于养生，他特别喜欢诸葛亮的名句"淡泊以明志，宁静以致远"。他认为，养生犹如八仙过海，不可强求一个模式。最好的养生方法是个体生活规律化，不要人云亦云，步他人后尘。他的养生经验可以归纳为：生活规律化，喝茶保健康。

生活规律，喝茶保健

一、生活规律

1.饮食有节　盛老喜食素食，不可一日无蔬菜。鸡鸭鱼肉吃得较少，吃得较多的是空心菜、芥菜、白菜、瓜类、豆腐等。一日三餐定时定量，很少吃油炸食品。

2.起居有节　盛老每天保持睡眠 8 小时，午睡 1 小时。如果不能入睡，即刻排除杂念，静养闲窝。

3.养神畅志　盛老常以"知足心常乐，无求品自高"自慰。他认为，人生无平坦道路可走，清心寡欲是保健的法宝。诸葛亮的"淡泊以明志，宁静以致远"对他影响颇深。凡事与自己心愿相悖时，他常自吟古诗名句以解之。

二、喝茶保健

1.茶叶种类　根据茶树品种及炮制加工的不同，茶叶大体分为红茶、绿茶、乌龙茶三种。红茶全发酵，性偏温；绿茶经过锅炒，不发酵偏凉；乌龙茶半发酵，兼具红、绿茶优点，适合长期饮用。乌龙茶有降血脂、减肥及抗癌等作用。茶可明目清心，喝茶可起到保护视力作用，同时对防治老年性白内障也有一定效果。

2.茶叶功效　茶所含的咖啡因，能兴奋神经中枢，使心脏冠状动脉扩张，促进血液循环，对心绞痛、心肌梗死有防治作用。茶叶还可提神解暑，提高触觉、味觉和嗅觉的分辨能力，且有利尿、解烟酒毒、帮助消化、调节脂肪代谢等作用。喝茶还可以补充体内所需的钾，以维持电解质平衡。

珍惜阴精　自然保健

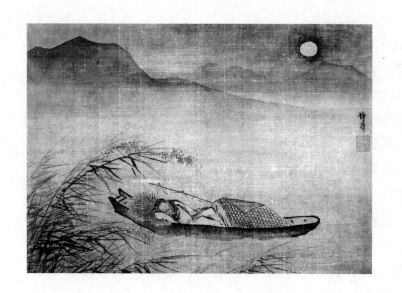

　　章真如（1924—2010），男，享年76岁，江西南昌人。早年习医，尽得江西名医许寿仁真传。曾供职于武汉市中医院，为内科主任医师。全国老中医药专家学术经验继承工作指导老师。中华中医药学会理事。章老的主要学术思想是养阴学说，认为"阴精为人身之本"，"阴虚为百病之因与果"，"滋阴为临床常用手段"等。

　　章老认为，保健不能完全依赖药物，而应注重心理养生、饮食养生、运动养生等。即便是服用补药，也有补阴、补阳、补气、补血之分，如果以药护命，以休养身，常常会起到相反的效果。

保健不能依赖药物

章老认为，保健不能依赖药物，特别是一些慢性病，不要天天与药物打交道，有人一天服十几种药物。抗生素服用过多，可以导致真菌感染，还可以抑制骨髓生长；误服阿司匹林过多，会导致剥脱性皮炎；中药虽然毒性较小，但长期服用当归，也会引起腹泻，乌头类中药服用过多，会引起心律失常。所以服用药物，必须知道药物的毒副作用，不要把自己当成药物的实验场所。

章老认为，有些病确实不需要服药，因为人本身有一种抗病本能，这种本能，中医叫"正气"，西医叫"抗体"。有些传染病在流行的时候，有的人感染，有的人却没有感染，这就是因为后者正气旺盛，有一定抗病能力，细菌、病毒无法干扰，即中医所说"正气存内，邪不可干"。

那么怎样培养人的正气呢？必须依靠补药和营养品吗？章老认为，培养正气，要靠合理饮食，有氧运动，生活有序，心理稳定。服用一些补药和营养品也是必要的。但补药与补养品也是分性质的，阴虚体质服用金匮肾气丸、参桂鹿茸丸、鹿茸等，或阳虚体质服用六味地黄丸、大补阴丸、龟板胶等，岂不是虚者愈虚、实者愈实？

章老认为，体育锻炼是很好的养生方法。有些心脑血管病患者过分珍惜自己的身体，天天怀疑自己得了"梗死"，出血了，连走路都不敢抬脚，咳嗽都怕血管破裂，他们以药护命，以休养身，失去了人的自我能动性。生命在于运动，这是养生保健的真理。

妇科百灵 养生有道

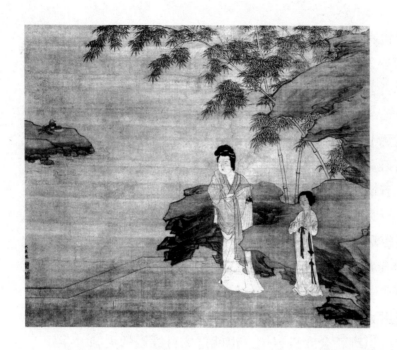

韩百灵（1909—2010），男，享年101岁，辽宁台安人。黑龙江中医药大学教授。中医妇科学专家，全国老中医药专家学术经验继承工作指导老师。精通内、外、妇、儿科，屡起沉疴，尤以妇科建树非凡。

韩老养生以《素问·上古天真论》的大论为原则，强调饮食有节、劳逸结合、调节情志、适当运动等，一直坚持，故虽至百岁仍能把脉看病。

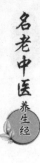

九条养生经验

1.饮食有节 饮食是滋养脏腑的源泉，但要避免暴饮暴食、偏食等，要寒温适宜，饥饱适宜。饮食提倡清淡，多吃鱼类，少饮酒，并且不求过饱。

2.劳逸结合 劳动与休息是调节各个器官生理功能的必要条件。过劳伤气耗血，过逸滞气涩血。劳逸结合，才能气血充沛，保持旺盛的精力和健康的体魄。

3.调节情志 中医有"百病皆生于气"之说，心理平衡，能使气血运行无阻。若积私挟怨，情志失调，则伤及五脏而为病患。

4.适应环境 生态环境对人的心情有很大影响。在日常生活中，养养花草，或养些观赏鱼类，可以使人不时产生新鲜感，调节心情。

5.勤用大脑 大脑功能"用进废退"，多用大脑，思维才能灵活，否则思维就会变得迟钝，也就是老百姓说的大脑"生锈"。

6.保养眼睛 眼睛的保护非常重要。每日早晚到室外望远、看近，并在休息时闭目，使眼球上下左右转动，每次约10分钟即可。

7.调整呼吸 调整呼吸是促进新陈代谢的好方法。每天起床后到室外，深深吸入外界的清气，缓缓呼出体内的浊气，即"吐故纳新"，每次约10分钟。

8.顺应四时 气候变化对调节人体阴阳平衡很重要。如寒热失调，阴阳不和，就会产生寒病、热病，因此要时刻注意寒温之变，防止外邪的侵入。

9.适当运动 "生命在于运动"，确实如此。适当进行运动，促使周身筋骨功能灵活，气血畅通，心脑血管也会疏而不瘀，保持良好的状态。

一花四叶 贵在养神

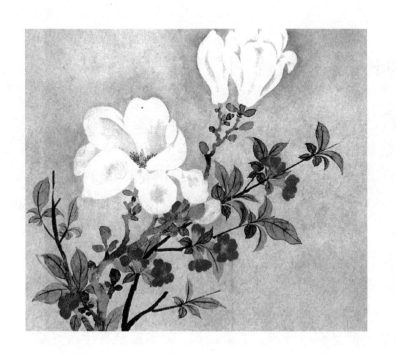

　　裘沛然（1913—2010），男，享年 97 岁，浙江慈溪人。上海中医药大学终身教授。国医大师，全国老中医药专家学术经验继承工作指导老师。我国著名中医学家。对中医药理论及养生诸领域，有深邃的造诣与见解。

　　裘老对中医养生理论见解尤深。他提倡养生要注重精神因素的调养和品德的修养。他认同儒家"仁者寿"的观点，认为存仁爱之心、行仁爱之举、有普济众生的思想，有利于长寿。他提出养生的核心是"养生莫贪生",并就此书诗一首:"养生奥旨莫贪生,生死夷然意自平。千古伟人尽黄土,死生小事不须惊。"他以"一花四叶汤"来概括自己的养生经验。

一花四叶,贵在养心

裘老认为,养生贵在养心。传说唐代大医学家孙思邈寿至101岁,他强调养生首要养心,主张"不违情性之观而俯仰可从,不弃耳目之好而顾眄可行"。裘老提出养心要遵循"1+4"的原则,名为"一花四叶汤"。一花,即身体健康长寿之花;四叶,即豁达、潇洒、宽容、厚道。

俗话说,健康是人的第一财富,家庭、事业、财富等必须以健康为前提,这就是人人向往的"一花"。这"一花"须由"四叶"扶持。

1.豁达　就是胸襟开阔。裘老说:"荣华富贵有什么好稀罕的,即使多活几十年,也只是一刹那间事,任其自然,何必强求。他认为:人生短暂,能为社会做些有益的事,便心安理得,知足矣。心态在一定程度上决定了人的健康状态。心平则气和,气和则形神康泰,病安从来?

2.潇洒　原意为清高洒脱,不同凡俗。裘老解读其意为轻松、舒畅。裘老认为读书为一大乐事。他年轻时,"读万卷书,行万里路",及至老年,自诩"浪迹书海一老翁"。在裘老看来,潇洒就是充满生机,超越自我,活得洒脱,生活充实,身心愉悦,这才有利于健康。

3.宽容　即宽恕,能容纳他人。宽容就是以仁爱之心待人,这也是儒家思想的体现。不仅要推己及人,更要"严于责己,薄于责人"。宽容的人，气血调和，淡于名利；而气量小的人，容易神气错乱，伤害自己的心身。

　　4.厚道　就是为人处世要敦厚、仁厚。作为医生，他常常为病人着想，乐于助人，扶危救困。裴老认为，人要常怀感恩和报恩之心，常常想到"滴水之恩，涌泉相报"，如此才能做到敦厚待人。

遵经养生 修德增寿

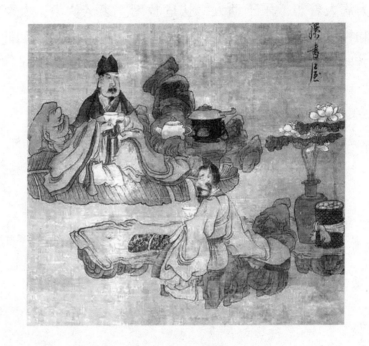

路志正，男，生于1921年，河北藁城人。中国中医科学院资深研究员、主任医师，博士及博士后导师。国医大师，全国老中医药专家学术经验继承工作指导老师。中华中医药学会终身理事。崇尚脾胃学说，针药并用，擅治疑难杂症，重视食疗。

路老的养生经验是：遵循《黄帝内经》旨意，重视正气的涵养；顺应四时阴阳的变化，"春夏养阳，秋冬养阴"；辨证施养，药食同用；劳逸结合，"形与神俱"。他特别提到"大德必得其寿"，强调

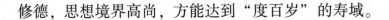

修德，思想境界高尚，方能达到"度百岁"的寿域。

饮茶养生

路老有饮茶的习惯。每天 3 杯茶，上午喝绿茶，下午喝乌龙茶，晚上喝普洱茶。绿茶又称不发酵茶，属于茶中之阳，上午喝绿茶，可使阳气上升，心神俱旺，使心脑得到滋养。午后喝乌龙茶，这是因为午饭多有油腻之物，妨碍脾胃的运化。乌龙茶属半发酵茶，所含的单宁酸能刺激胰腺，减少糖类和脂肪类的吸收，降低血中胆固醇的含量。乌龙茶有健脾消食，促进消化的作用。夜间阳气趋于体内，一天的劳作之后需要调养心神，调理脾胃，为明天的工作养精蓄锐。发酵后的普洱茶进入人体肠胃，会形成一种薄膜，对胃产生保护作用。由于熟普洱茶中的咖啡因作用已明显减弱，所以喝普洱茶不会影响睡眠。

喝茶使用的茶具各有不同，饮绿茶宜用瓷杯、玻璃杯、小茶壶浸泡；乌龙茶宜用紫砂壶、品茗杯浸泡；普洱茶宜用宜兴紫砂壶、盖碗杯、土陶瓷提梁壶浸泡。每次少量慢饮，使人心旷神怡，气机调畅，这对身心健康非常有益。

健康提示：绿茶、乌龙茶、普洱茶，还有红茶、药茶等，这是中国人常饮用的茶。一般人饮茶目的是解渴、消闲，或助消化，不太重视茶的性味和功效。而路老饮茶目的是为健康，将饮茶作为一门学问和艺术。

在这里向大家介绍几种药茶，供大家参考使用。

（1）玄麦甘桔茶：玄参、麦冬各 5 克，桔梗 3 克，生甘草 2 克。共为细末，和匀过筛，制成 1 包，用沸水冲，代茶饮。或原生药用沸水浸泡，当茶饮之。此茶润肺生津，止咳化痰。干咳无痰，口苦咽干者，可常饮之。

（2）大黄甘草茶：生大黄 6～10 克，生甘草 3 克。沸水浸泡，当茶饮之。可清泻大肠之火，利于排便。适宜于便秘之人。

（3）决明子茶：决明子 15～30 克，夏枯草 10 克。沸水冲泡，当茶饮之。此茶清肝明目，泻火通便。有辅助降压利尿的作用，适宜于高血压头痛、急性结膜炎、大便秘结等。

（4）胃乐茶：橘饼 3 片，金石斛 10 粒，陈皮 3 克，甘草 3 克。用沸水浸泡数分钟，当茶慢慢呷之，有开胃醒脾之效。

（5）月季花茶：鲜月季花 15 克（紫红色为佳），沸水冲泡饮之，可连服数次。适用于月经不调、跌打损伤、筋骨疼痛、血瘀肿痛等。

遵经养生，修德增寿

1.天人相应，形与神俱　《黄帝内经》认为，人体是一个整体，而且人与自然界也是一个整体，人只有和自然界和谐统一，才能达到天人相应。正如《灵枢·岁露论》所说："人与天地相参也，与日月相应也。"人们的养生观只有建立在这种整体观念的基础之上，才会发挥其独特的价值。

中医养生重视内因，同时也不忽视外因。唯有正气强盛，脏腑气血功能正常，才能使人体保持旺盛的生命活力，减少和避免内伤疾病的发生，正如《素问·上古天真论》言："恬淡虚无，真气从之，精神内守，病安从来！"人体内正气充足旺盛，邪气就不会导致发病。对于邪气，要积极采取预防措施，做到"虚邪贼风，避之有时"。在自然界面前，人们不仅要做到与天气相应，也要有效地避免不利因素，掌握自然界的变化规律，并适应它。

在养生和治病的过程中，必须重视气候、地理、病人三者之间的关系。

2.调节阴阳，起居有常　养生学认为，任何生命的产生、存在和发展都需要提供一个适宜其发展的生存环境。《素问·生气通天论》说："生之本，本于阴阳。"说明人的生命活动本原于自然界的阴阳，人的各种生理活动都与自然界阴阳四时的变化密切相关。"春夏养阳，秋冬养阴"，就是要顺应春生以养肝气，夏长以养心气，长夏化以养脾气，秋收以养肺气，冬藏以养肾气的规律，春夏之时保养阳气，秋冬之时保养阴气，以增强人体对外在环境变化的适应能力，减少疾病的发生。

《素问·上古天真论》强调"起居有常"，人的生活起居规律，须符合"四时五脏阴阳"才能避免疾病的发生，保持身体健康。就一年四季而言，"春三月，此谓发陈……夏三月，此谓蕃秀……秋三月，此谓容平……冬三月，此谓闭藏……"，是讲人的生活起居在四时季节中必须顺应春生、夏长、秋收、冬藏的自然规律，人体的生理活动才能保持正常。不仅在一年四季中要顺应自然，在一天之中亦应如此。一天之中人体阳气的盛衰与自然界阴阳的消长变化相通应，人的起居活动应符合这一规律，做到起居有常，活动有度。唯此，才会增强机体对自然环境的适应能力，预防疾病的发生。

3.辨证施养，药食同用　中医历来就有"饮食自倍，肠胃乃伤""膏粱之变，足生大疔"的说法，说明饮食不当可以导致疾病的发生。过量的饮食，可使脾胃受损，同样会导致疾病。养生之道，贵在后天。而后天之道，又当以脾胃为本。脾胃要注意辨证施养，才能保持人体的精力旺盛。而食物、药物均有四性五味，如偏阳虚体质的人可以多吃辛味的食品以助阳气的生发，偏阴虚体质的人则可以多吃酸甘之品以养阴，药食同源，一般食养为先，体质偏颇明显者，才用药调。

《素问·上古天真论》提出"食饮有节"，即强调合理的饮食结构及饮食方式。《素问·脏气法时论》说："五谷为养，五果为助，五畜为益，五菜为充，气味和而服之，以补精益气。"说明谷肉果菜合理搭配，才能补益精气津血，以利于人体的健康。同时，要辛甘酸苦咸五味调和，忌饮食偏食偏嗜。此外，进食要有规律，要适量适时，如孙思邈提倡的那样，做到"饱中饥，饥中饱"，反对饥饱失常，暴饮暴食。

4.劳逸结合，修身养性 养生要遵从"和于术数"及"不妄作劳"两个原则。要根据自己的体质选择锻炼身体的方法，如导引、按跷（"按摩"的古称）、吐纳、气功、太极拳、八段锦等。路老非常注重八段锦的作用，每天坚持锻炼。另外，合理的梳头可以起到按摩头部的作用，每天梳头半个小时，可以使气血流通，调养精神。"不妄作劳"，即提醒人的劳作不要违背常规，应考虑季节、时间、年龄、体力及有无疾病影响等诸方面的因素，不可长时间从事某一种形式的劳作，以防止"久视伤血，久卧伤气，久坐伤肉，久立伤骨，久行伤筋"。人们的日常生活要节制各种不正常的欲望。如果欲望太过或不及，都会使人致病。要做到劳逸结合，使活动有益于身心。正如孙思邈所说："养生之道常欲小劳（适度劳动），但莫大疲，强所不能堪耳。"

路老年已九秩，其趣不减，晨间如不读书，晚间如不看报章杂志，则怅然若有所失。孔子《中庸》云"大德必得其寿"，即"仁者寿"。养生必先修德。所谓修德，即指超越物质情欲，追求高尚的思想境界，以保持人体内在的和谐、人与自然的和谐及人与社会的和谐。

饮食清淡 适量运动

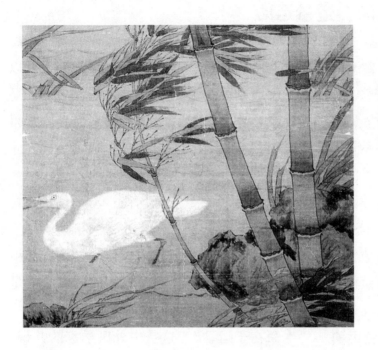

颜正华，男，生于 1920 年，江苏丹阳人。北京中医药大学终身教授、主任医师。国医大师，全国老中医药专家学术经验继承工作指导老师，中华中医药学会终身理事。2009 年获中华中医药学会终身成就奖。擅长治疗内科杂病，临床经验丰富。其学术观点是整体观念，辨证思维，顾护脾胃，贯穿始终，知药善用，灵活化裁，不拘成方，随症选配。

颜老的养生体验是比较实用的，主张饮食清淡，适量运动，乐观豁达，禁忌烟酒。关键在于持之以恒，不弃不离。

饮食清淡，适量运动

1.饮食清淡 颜老非常重视饮食养生，他主张老年人应以清淡、松软、流质、半流质食品为主。比如早餐喝点牛奶、豆浆、稀饭等，午餐与晚餐多吃些素食，少吃荤食。但是，吃得清淡，并不是不能吃荤腥的食物，适当地吃一些鸡鸭鱼肉，才能保持营养的均衡。

饮食方面要注意4个问题：一是营养均衡，不可偏嗜。古人强调"五味调和"，即合理调配，保持营养成分比例适当。二是饮食有节，饮食不可过饱。特别是老年人，营养过剩，会引起血脂、血糖异常。三是少吃脂肪，特别是动物的内脏。四是少量饮用红葡萄酒或黄酒，这样可以活血化瘀，延缓衰老。

2.适量运动 "生命在于运动"，这是中外医学家的共识。颜老年轻时，经常运动，50岁时，每天清晨还要围绕400米的操场跑上三五圈。此外，还经常打太极拳、散步等。

老年人的运动要注意两点：一是掌握好运动量，不可太过，不要做激烈的运动，以练太极拳、八段锦及慢跑、散步、做广播操为好。二是要持之以恒，不能三天打鱼两天晒网。

颜老70多岁时，还每天坚持慢跑，80岁后改为散步。颜老认为，老年人要克服"懒得动"的习惯，不要有一点不舒服就躲在屋里不出来。要不断地与自己的惰性做抗争，即使是伸伸胳膊踢踢腿，也是有益的。但对于患有急性病的人，如发热、腹痛、反胃、心力衰竭、眩晕等，不可勉强去锻炼，应以积极治病为主。

进补之道 平衡为宜

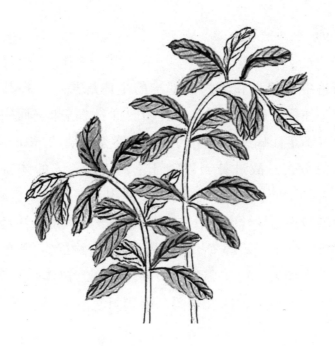

颜德馨（1920—2017），男，享年97岁，江苏丹阳人。同济大学中医研究所主任医师、博士生导师。国医大师，全国老中医药专家学术经验继承工作指导老师。多年从事生命科学研究，提出瘀血实邪乃人体衰老的主要原因。

颜老在中医学术上造诣很深，敢于创新，对于疑难杂病，提出"衡法"治则。所谓衡法，即遵循《黄帝内经》"谨察阴阳所在而调之，以平为期"之说，"谨守病机，各司其属……疏其血气，令其调达，而致和平"。他认为调气和血是治疗疑难杂病的大法。

颜老的养生理念来源于《黄帝内经》及诸子百家，讲究"天人合一"，反对盲目进补，主张食补，认为食粥最宜养生。

进补之道

平衡是中医养生和治病最基本的主体思想，若补其有余，实其所实，往往会适得其反，徐灵胎曾说："病未去而用人参，则非独元气不足而病遂固，请药罔治，终无愈期。"说的就是不当补而补的危害。故进补当以辨证论治为纲。人的体质各异，男女老少有别，而人参补气，西洋参滋阴，鹿茸壮阳，阿胶补血。服补品当根据缺什么补什么的原则，平其有余，补其不足。如精神倦怠、汗出气短等气虚者，宜服补中益气汤；面色萎黄、头晕心悸等血虚者，可服归脾汤；潮热盗汗、口燥咽干等阴虚者，当服六味地黄丸；四肢不温、阳痿早泄等阳虚者，可用右归丸。

药补不如食补，是因为药物毕竟属补偏却病之品，不宜乱吃、久服，而平时常吃的食物同样有着养身和治病的功效。历代医家在这方面积累了丰富的经验，如汉代张仲景的当归生姜羊肉汤可治贫血；明代李时珍《本草纲目》中的冬虫夏草炖鸡可治肺气肿、高血压病；民间流传的苡米汤防治结核、肿瘤；扁豆红枣汤专补脾胃，桂圆肉汤补心脾，杞子汤可明目、美容，羊、牛、狗肉能御寒等。当然，食补也应辨证而施，阳热体质的人不宜多服生姜、大蒜、辣椒、羊肉和狗肉等温性食物；属阴寒体质的人，不宜多进水果、冷饮、鸭子、蛏子、蛤蜊等凉性食品，否则也达不到进补目的，反而易招疾病丛生。

颜老平时喜食粥养生。粥类有三：其一为白粥，纯用大米、小麦、玉米等加水煮烂而成。其二为食品粥，即在白粥中添加其他食品同煮。其三为药粥，是在白粥中加用中药同煮而成，取谷类以健补脾胃，扶助正气。另外针对疾病选配药物，互相协调，以补益强壮身体，祛病延年。临证当随症而施，如入暑之初，习用大麦合粳米煎煮成粥，功能养胃扶正，清热解暑，频频凉服，为清暑佳品。对中老年人反胃呕吐，腹痛泄泻者，可取生姜 30~50 克切成薄片，炒米 50 克一起煮粥，以暖脾止泻，和胃止呕。此外，治慢性肾炎蛋白尿，可用黄芪粥补气摄精；治咯血、吐血，可用白及粥补中止血；治糖尿病口渴易饥，可用山药薏米粥补益脾胃，养肺滋肾。

另外，颜老遇到不愉快的事情，有自己的宣泄之法：一是回家去向亲人诉说衷肠，一吐为快。二是写字。练字首先要安心调气，气调则脉络自通，一旦"砚田笔垄"得趣，心脑自然舒展，手的精微活动就是脑的"外化"，在绝虑凝神中自我调节，烦恼之事自然淡化。